Hansruedi Wipf
HYPNOSE

Hansruedi Wipf

HYPNOSE

Gesundheit und Heilung auf natürlichem Weg

Giger Verlag

Die Originalausgabe dieses Buches erschien im September 2014
im Giger Verlag

3. Auflage der Taschenbuchausgabe 2024

Telefon 0041 55 442 68 48
www.gigerverlag.ch

Lektorat: Monika Rohde, Leipzig
Umschlaggestaltung: Hauptmann & Kompanie Werbeagentur, Zürich
Grafiken: DACHCOM.CH AG, Winterthur
Layout und Satz: Roland Poferl Print-Design, Köln
Printed in EU

ISBN 978-3-906872-38-4

Inhaltsverzeichnis

Vorwort I

von Gerald F. Kein

Im Alter von 10 Jahren, 1949, wurde mein Interesse an der Hypnose geweckt. Mich packte es, als ein Bühnenhypnotiseur bei Freunden von mir zu Besuch war und ich beobachtete, wie er den Vater meines Freundes, der an Krebs im Endstadium litt, von seinen Schmerzen befreite. In dem Moment wusste ich, dass ich Hypnotiseur werden wollte. Ich beschloss, jedes Buch zu lesen, das ich über Hypnose finden konnte. Doch leider fand ich gar kein Buch. Anfang der 1950er-Jahre war es unmöglich, vernünftige Literatur über Hypnose zu finden. Es gab einige Bücher von Ärzten über den Einsatz von Hypnose in medizinischen Berufen. Als kleiner Junge hatte ich aber keinen Zugang zu derartigen Informationen. In der Fachzeitschrift *Popular Mechanics* entdeckte ich schließlich eine Werbeanzeige für zwei Bücher. Das erste trug den Titel *How to Hypnotize Women* (Wie man Frauen hypnotisiert). Das zweite hieß *25 Lessons in Hypnosis* (25 Lektionen zur Hypnose). Beides waren nur rund 60 Seiten umfassende kleine Pamphlete. Tatsächlich aber beschrieben diese Bücher bereits Anfang der 1950er-Jahre einige recht gute Hypnosetechniken.

Es gab damals noch keine Video- oder Audiobänder, CDs, kein MP3 oder Internet. Man musste schon von Glück oder Zufall sprechen, wenn man mal über nützliches Material stolperte. In unserer Arbeit mit professioneller Hypnose und der damit verbundenen Weiterentwicklung blieb uns nichts anderes übrig, als selbst etwas auszuprobieren und zu sehen, ob es funktioniert. Im Laufe der Zeit erschienen immer wieder neue Bücher über Hypnose. Diese waren relativ einfach gehalten und konzentrierten sich auf progressive Entspannungsinduktionen, gefolgt von Hypnose mit einfachen direkten Suggestionen. Inzwischen sind bis zum heutigen Tag eine Menge Bücher, Audios bzw. Videos zur Hypnose jeglicher Art, die wir uns nur vorstellen können, auf den Markt gekommen. Die meisten dieser Bücher sind jedoch einfach Neuauflagen, die kaum weitere Informationen enthalten. Die wenigen mit wirklich nützliche Informationen sind zumeist für den praktizierenden Hypnotiseur geschrieben, um ihm Material für seine Arbeitan die Hand zu geben.

Als Hansruedi Wipf mir 2013 mein Geschäft, das OMNI Hypnosis Training Center, abkaufte, wusste ich, dass er ein ganz besonderer Mensch ist, dessen Hauptziel darin besteht, die Praxis der Hypnose beständig auf ein noch höheres Niveau zu heben. Es ist ihm gelungen, daraus das anerkannteste und renommierteste Hypnoseschulungszentrum der Welt zu machen. Das zeigt sich auch darin, dass er es geschafft hat, für das OMNI Hypnosis Training Center sowie für den OMNI Therapieprozess weltweit *erstmalig und bisher einzigartig* eine ISO-9001-Zertifizierung für eine Hypnoseausbildung zu erlangen. Für die Professionalisierung und Akzeptanz moderner Hypnose und Hypnotherapie weltweit ist das ein wichtiger Meilenstein. Diese Errungenschaft vergleiche ich persönlich mit der Leistung von Dave Elman, der einen zuverlässigen Weg hin zum Somnambulismus fand.

Im Lauf der Jahre kaufte Hansruedi so gut wie jedes Buch, das er über Hypnose finden konnte, und stellte fest, dass es unter der ganzen Hypnoseliteratur kein einziges Buch mit wirklich guten Informationen über die Hypnose für alle gibt. Mit diesem

Buch hat er dieses Bedürfnis gedeckt. Meiner Ansicht nach ist es das allererste Buch, das sich vor allem an ein allgemeines Publikum wendet. Ihm ist bewusst, dass die meisten Menschen auf der Welt nichts über Hypnose wissen und dass das, was sie darüber wissen, meist falsch oder ungenau ist. Ihre Informationen gründen auf Filmen, Büchern oder der Bühnenhypnose, die ihnen allesamt falsche Eindrücke darüber vermitteln, wie Hypnose wirklich funktioniert und was sie jedem von uns bringen kann.

Dieses Buch räumt erfolgreich mit all den Ängsten und Irrtümern auf, die viele mit der Hypnose verbinden. Es führt sie schrittweise durch den typischen Hypnoseprozess und erläutert die einzelnen Schritte der Arbeit während einer typischen Hypnosesitzung. Nach dem Lesen dieses Buches hat jeder hervorragende praktische Kenntnisse über die Wirkungsweise der Hypnose und wie sich damit das eigene Leben verändern lässt.

Das Buch wurde zwar vor allem für ein allgemeines Publikum geschrieben, das keine Fachkenntnisse über Hypnose besitzt, aber es ist auch für jeden praktizierenden Hypnotiseur sehr wertvoll. Hansruedi erklärt viele verschiedene und neue Hypnosetechniken, die andere Hypnotiseure in ihrer Ausbildung möglicherweise nicht erlernt haben. Es ist ein großartiges Buch, da es sowohl für den Laien als auch für bereits geschulte Hypnotiseure sehr lehrreich ist.

Ich persönlich bin sehr begeistert von dem Buch, da ich schon immer selbst ein solches schreiben wollte, aber nie dazu gekommen bin. Es erscheint genau zum richtigen Zeitpunkt unserer professionellen Entwicklung und wird so dazu beitragen, unseren Berufsstand in allen Belangen voranzubringen. Es bietet außerdem jedem, der darüber nachdenkt, zu einem Hypnotiseur zu gehen, um ein Problem zu lösen, oder sogar selbst Hypnotiseur zu werden, enorm viel Wissen über unseren Beruf. Meiner Meinung nach sollte dieses Buch Bestandteil jedermanns Bibliothek werden. Es ist ein großartiges Nachschlagewerk mit Informationen, die auch in Zukunft noch viele Jahre lang Aktualität behalten.

Im Lauf der Jahre habe ich Tausende von Studenten im professionellen Einsatz der Hypnose ausgebildet. Ich habe jedem Studenten in allen Kursen immer das Gleiche gesagt: »Wenn ihr einfach nur das nehmt, was ich euch gebe, und es dann einsetzt, vergesst diesen Beruf, denn ihr tut dann nichts, um ihn voranzubringen. Ihr solltet jeden Tag versuchen, etwas Neues zu auszutesten, um einen Beitrag zu unseren Kenntnissen über die Hypnose zu leisten.« Hansruedi hat sich das zu Herzen genommen. Dieses Buch steht für einen ungeheuren Fortschritt in unserem Hypnosewissen. Ich möchte Hansruedi persönlich dafür danken, dass er dieses Buch geschrieben hat, das schon so lange überfällig war und allen Menschen hilft, die wunderbaren positiven Veränderungen richtig zu erfassen, indem sie das, was unser Beruf zu bieten hat, anwenden.

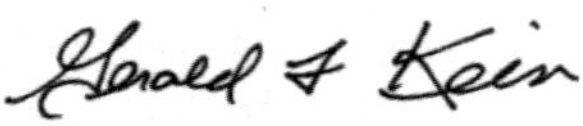

Gerald Kein

geschrieben im Oktober 2016 für die Übersetzung des Buches ins Englische, fünf Monate vor seinem Ableben am 21. März 2017

Vorwort II

von Patrick Meyenberger

Das Jahr 2010 war ein wegweisendes Jahr für mich. Ich befand mich im fünften Jahr nach meinem Studienabschluss an der Universität Bern und hatte ausreichend Berufserfahrung gesammelt, sodass ich das zahnmedizinische Schaffen mit fundierter Routine bewerkstelligen konnte – solange alles im normalen Rahmen lief. Immer wieder aber stieß ich an meine Grenzen, wenn seitens der Patienten Ängste oder unkontrollierbarer Würgereiz ins Spiel kamen oder Kinder sich einfach nicht fokussieren konnten und ein kontrolliertes Arbeiten fast verunmöglichten. Ich gebe zu, dass ich immer schon eine Art Flair für solche Patienten gehabt habe. Irgendwie zog ich sie fast magisch an, und es gelang mir auch oft, mit viel Reden und einer einfühlsamen Arbeitsweise, diese Menschen zahnmedizinisch behandeln zu können. Das Arbeiten mit solchen Patienten kostete aber immer enorm viel Zeit und Energie. Nach solchen Sitzungen war ich als Behandler oftmals verausgabt und hätte mir gern anschließend eine Stunde Pause gegönnt. Wir konnten zwar zu jener Zeit sehr schwierige Patienten im Spital in Vollnarkose behandeln und danach waren die Zähne dann in Ordnung, aber die ursprünglichen Probleme, wie die Angst vor dem Zahnarzt blieben bestehen. Ich wünschte mir, es gäbe noch eine andere Möglichkeit, Hilfe anbieten zu können.

Fasziniert von der Möglichkeit, Menschen mit mentaler Arbeit helfen zu können, war ich schon vor Studienbeginn. Ab und zu stolperte ich über den Begriff »Hypnose« und kaufte Bücher oder besuchte Kurse, aber es blieb immer eine ungreifbare Materie. Entweder konnte ich anschließend nicht wiedergeben, was Hypnose denn nun wirklich ist oder was nun genau geschieht, oder die erlernten Induktionsmethoden dauerten derart lange, dass sie für den hektischen Praxisalltag schlichtweg ungeeignet waren. Zumal ich mir am Ende dann doch nicht sicher war, ob diese Menschen nun wirklich in Hypnose waren oder nicht.

Meine Faszination für dieses Thema bestand Ende 2009 nur noch aus einem kleinen Funken, als ich auf einem Zahnärztetreffen auf Hansruedi Wipf stieß. Er hatte dieses Feuer in sich und versprühte in seinem Vortrag über eine moderne Form der Hypnose derart selbstsicher glühende Funken, dass ich dem Thema noch einmal eine Chance gab und mich für seine Ausbildung im April 2010 anmeldete.

Vielleicht war es Zufall, dass ich genau zum Zeitpunkt der Ausbildung gleich mehrere dieser nervenaufreibenden und zeitintensiven Patienten betreuen durfte. Wie dem auch sei. Was ich bei Hansruedi Wipf lernte, versetzte mich in teils schier ungläubiges Staunen. Die Klarheit, wie Dave Elman und Jerry Kein die Hypnose definierten und logisch in einen Konsens brachten, war atemberaubend. In der Woche nach dem Kurs war ich in der Lage, innerhalb kürzester Zeit meinen Patienten zu erklären, dass ich ihnen etwas Neues anbieten konnte. Es war mir möglich, sie in einen Zustand zu begleiten, der diese Menschen in eine wunderschöne Entspannung führte, völlig losgelöst von eben durchlebten Angsttränen und Krämpfen. Die Berichte, wie wunderschön diese Erfahrungen gerade für sie waren, motivierten mich zum Weitermachen. Auch wenn ich die Hypnose bei Weitem nicht bei jedem Patienten anwende, so hilft sie mir gerade bei Angstpatienten, Patienten, die unter Würgereiz leiden oder bei Kindern am meisten. Sie hat meinen Praxisalltag völlig verändert.

Dieses Buch bringt die Hypnose auf den Punkt. Kein anderes Buch vermittelt Ihnen die Grundlagen und die Theorie dieser modernen, sehr effizienten und zukunftsweisenden Hypnosetherapie besser als dieses. Ich danke Hansruedi Wipf dafür, dass er die theoretischen Erklärungsansätze einfach und die Zusammenhänge logisch und verständlich hält. Es ist an der Zeit, der Welt zu erklären, dass Hypnose nichts Mystisches, Ungreifbares oder gar Gefährliches ist. Hypnose steckt in jedem von uns. Das zu erklären würde den Rahmen dieses Vorwortes allerdings sprengen. Lesen Sie in diesem Buch, wie wir lernen können, den Weg zurück zu uns selbst zu finden und die Kraft des Heilens in uns zu aktivieren.

Dieses Buch ist in der Lage, den Grundstein für ein neues Verständnis zu schaffen. Ich wünsche Ihnen mit dem Inhalt viele lehrreiche Momente, und dass Sie diese für sich zu nutzen wissen, sei es als Therapeut oder als Patient. Die Hypnose hat mein Leben positiv verändert und ich wünsche Ihnen, dass Sie dasselbe vollbringen können.

August 2014
Dr. med. dent.
Patrick Meyenberger

Einleitung

Wenn es eine Methode gibt, Menschen zu helfen, ihre alltäglichen oder auch außergewöhnlichen Probleme und Herausforderung zu lösen, dann ist das die Hypnosetherapie. Wie keine andere Therapie wird sie unterschätzt, missverstanden, aber auch teilweise ignoriert.

Wir begegnen ihr und erleben sie tagtäglich mehrmals – völlig natürlich und spontan – die Hypnose. Wenn es den Zustand der Hypnose nicht schon gäbe, man müsste ihn erfinden. So alltäglich und so natürlich die Hypnose auch ist, so flüchtig und oft unbemerkt ist sie. Wir treffen sie überall an – immer wieder – aber niemand hat die Hypnose je wirklich gesehen, ähnlich dem Gedanken. Wir alle wissen, dass es Gedanken gibt und trotzdem können wir sie nicht sehen – dasselbe gilt für die Hypnose. Die Ergebnisse von Gedanken, wie auch diejenigen der Hypnose, können jedoch für alle spürbar und sogar sichtbar gemacht werden.

Wo begegnen wir ihr? Beim Tagträumen, beim Autofahren, in der Schule, im Kino, im Sport, beim Lesen eines Buches, in der Meditation, kurz vor dem Einschlafen, kurz vor dem Aufwachen ... fast immer und überall also, und trotzdem haben wir sie noch nie wirklich gesehen. Wie den Gedanken auch. Wir wissen mit Sicherheit, er ist da, niemand zweifelt daran. Mit der Hypnose verhält es sich ein wenig anders. Sie ist ebenfalls allgegenwärtig und trotzdem kaum erkannt oder wirklich anerkannt. Ich möchte Ihnen das Phänomen der Hypnose als etwas Alltägliches und Natürliches näherbringen. Ihnen Ihren inneren Heiler bekannt machen, der schon immer an Ihrer Seite war. Sie können ihm vertrauen. Er ist voll und ganz auf Ihrer Seite und ein spannender, wohltuender und beschützender Begleiter. Nicht immer einfach zu verstehen, aber seine schier unglaubliche Kraft und Wirkung, im Unterbewusstsein Veränderungen herbeizuführen, kann auch Ihr Leben positiv beeinflussen, wenn er richtig genutzt wird.

Als es darum ging, das Zielpublikum für dieses Buch zu definieren, waren wir uns zuerst nicht ganz einig – soll es ein Fachbuch für Hypnotiseure werden oder doch eher eins für die Allgemeinheit? Mein erster Gedanke war, ein Fachbuch zu schreiben, weil ich oft von meinen Schülern nach wirklich guten Büchern zur Hypnose in deutscher Sprache befragt werde und ihnen jeweils nur englischsprachige empfehlen kann, die meine Arbeitsphilosophie wiedergeben, und die gut zu lesen und einfach zu verstehen sind.

Aber solange es diffuse Ängste und Missverständnisse gibt, solange wir immer und immer wieder bei Adam und Eva anfangen müssen, so lange werden wir uns im Kreis drehen und kommen nicht vom Fleck in der Weiterentwicklung und vor allem in der Akzeptanz der Hypnose. Damit muss endlich Schluss sein!

Ich erkläre meinen Schülern in der Ausbildung jedes Mal, dass wir teils auch selbst schuld sind, dass die Diskussion nicht auf anspruchsvollerem Niveau geführt wird. Es liegt an uns, unsere Mitmenschen sachlich zu informieren, den Vorurteilen entschieden entgegenzutreten und sie davon zu überzeugen, was die Hypnose wirklich ist, was sie aber auch nicht ist, ihr wahres Können und ihr Potenzial aufzuzeigen, die Menschen zu überraschen – aber auf einem ganz hohen Niveau. Wir wollen die Hypnose dahin bringen, wohin sie gehört – an die vorderste Front der Methoden, die Menschen in Erwägung ziehen, wenn es darum geht, ihre Probleme anzugehen. Egal, ob Hand in Hand mit der Schulmedizin oder als erste Wahl. Aber sie muss als Option auf den Tisch, und das nicht nur bei den bereits überzeugten Befürwortern, sondern auch bei der breiten Bevölkerung.

Damit war irgendwann klar, dass es ein Buch wird, das einem breiten Publikum die Hypnose näher bringen soll. Ich möchte mit diesem Buch die Hypnose und deren breitgefächerte therapeutische Anwendungen vertieft erklären, aufklären, de-mystifizieren und sie als die wertvolle Behandlungsform etablieren, die sie auch ist, und somit der Hypnose zum allgemeinen Durchbruch verhelfen. Leider befinden sich zu viele Menschen in Langzeittherapien, die das Leiden unnötig hinauszögern und – wenn überhaupt – oft nur die Symptome erträglicher machen. Dabei könnte ihnen ganz einfach und viel schneller mit der modernen, ursachenorientierten Hypnosetherapie geholfen werden.

Es muss endlich ausgesprochen werden, was schon längst auf den Tisch gehört. Einiges, was ich hier schreibe, mag nicht immer politisch korrekt sein und mir nicht nur Freunde einbringen. Doch sollten sich einige Leser provoziert oder angesprochen fühlen – na dann habe ich ja etwas richtig gemacht! Mein Buch soll zum Nachdenken anregen. Ich möchte die Menschen aber auch wachrütteln, damit sie aus dieser Lethargie erwachen, hervorgerufen durch die Political Correctness, in der man einfach im Strom des Lebens dahinschwimmt und möglichst nirgendwo anecken möchte.

Im Mittelpunkt einer Hypnosetherapie darf nur eines liegen: Das Wohl des Klienten (Patienten) und nichts anderes. Wenn ich ein Problem in einer einzigen Sitzung lösen kann, dann mache ich das auch. Punkt. Ich verkaufe den Menschen keine Abonnements, keine Langzeittherapien. »Oh, das ist kompliziert, Sie haben die Phobie schon seit so vielen Jahren? Da terminieren wir jetzt mal zehn Sitzungen und schauen dann weiter, wie Sie sich fühlen.« Wie wäre es mit *frustriert*?

Was denkt sich ein Klient (Patient), wenn er das hört? Er selbst wahrscheinlich nicht viel, man akzeptiert das Urteil als das, als was es präsentiert wurde – als kompliziert. Er kann sich gar nicht vorstellen, dass ein Problem, das er schon seit Jahren mit sich herumträgt, in nur einer einzigen Sitzung lösbar wäre. Daher stellt sich jetzt auch sein Unterbewusstsein auf zehn Sitzungen ein, denn der Therapeut (egal ob Hypnotiseur oder Psychotherapeut) hat, ohne es zu wissen, bereits die erste *Wachhypnose-Suggestion* platziert: »Zehn Sitzungen – vorher kann ich gar nicht erwarten, dass es mir besser geht.«

Mit diesem und ähnlichen Paradigmen möchte ich aufräumen. Ohne wachzurütteln geht das aber kaum und deshalb auch meine Entscheidung, weitgehend auf Political Correctness zu verzichten. Die Dinge sollen so klar und deutlich angesprochen werden wie nur möglich. Aber auch so differenziert und spezifisch wie möglich, ohne jedoch zu pauschalisieren. Es gibt sehr wohl viele auf dem Therapiemarkt, die eine gute, ja eine hervorragende Arbeit leisten, egal ob nun mit oder ohne Hypnose.

Da es ein Buch für das breite Publikum werden soll, möchte ich die Hypnose, Hypnosetherapie und deren Funktionsweise sehr genau erklären. Es ist daher nicht möglich, sehr viel spezielles Fachwissen zum Erlernen der Hypnose in dieses Buch einfließen zu lassen. Ich möchte jedoch, dass jeder Leser anschließend die Hypnose und Hypnosetherapie dritten gegenüber erklären kann, sie als eine mögliche Option für sich in Erwägung zieht, sie aber auch anderen uneingeschränkt weiterempfehlen kann. Das bedeutet, dass ich auf komplizierte Texte, Statistiken und Argumentationen verzichten werde, denn was bringt das der Hypnose, wenn sie wieder einmal so kompliziert beschrieben wird, dass es nur wieder Fragezeichen hinterlässt? Die Wissenschaft fängt langsam an, viele der Dinge, die wir schon seit Jahrzehnten wissen, auch zu bestätigen. Das ist gut – nur könnte meiner Meinung nach das Offensichtliche auch rascher anerkannt und akzeptiert werden. Es gibt etliche mehr oder weniger wirksame Methoden, die von den Krankenkassen anerkannt sind, aber die Hypnose ist es noch nicht überall. Schon irgendwie befremdlich, aber für mich nicht weiter verwunderlich.

Unser Hirn, so hoch komplex es auch erscheinen mag, ist sehr viel einfacher gestrickt als wir meinen, und diese Tatsache können wir nutzen, um gewünschte Veränderungen schneller und nachhaltiger zu erzielen. Ich werde hier Methoden und Techniken vorstellen und beschreiben, die für viele angestammte Hypnotiseure, die aus der Schulmedizin kommen oder ein Psychologiestudium absolviert haben, völliges Neuland, ja fast schon revolutionär sind, obwohl sie die eine oder andere Form der Hypnose vielleicht sogar gelernt haben. Hypnose mag wohl immer Hypnose sein – aber was man damit in diesem Zustand macht, das *Wie*, ist entscheidend. Diese von mir beschriebenen und unterrichteten Methoden und Techniken, aber auch die Philosophien, die damit einhergehen, sind seit 1940/50/60 bekannt, wurden jedoch nie wirklich publik gemacht oder akzeptiert – speziell in den nach Milton Erickson geprägten Ausbildungen.

Das Wissen um den Zustand der Hypnose ist zwar alt, aber erst seit ungefähr 1940 wissen wir, wie dieser therapeutisch auch ganz gezielt eingesetzt werden kann. Klinisch, chirurgisch sozusagen und nicht mehr einfach nur flächendeckend oder allzu oft dem Zufall überlassen. Gezielt bedeutet für mich einem klaren, reproduzierbaren Prozess folgend, einfach wiederhol- und dokumentierbar, einfach erlernbar und vor allem ziel- und resultatorientiert. Den Eid des Hippokrates auch wirtschaftlich umsetzen – aus der Sicht des Klienten. Ohne große Ratestunden, ohne schöne Geschichten mit Moral und ohne verklausulierte Metaphern vorzulesen (sogenannte Wirktexte) oder ähnlichen, oft nutzlosen Interventionen, die sich wohl kurz gut anfühlen mögen, jedoch meist ohne Langzeitwirkung sind, da sie zu- und nicht aufdeckend sind.

Die Katastrophe, wenn ich das so nennen darf, ist, dass wir seit 1940/1950/1960 sehr dezidiertes Wissen vorliegen haben, wie die ursachenorientierte Hypnosetherapie funktioniert und eingesetzt werden kann, dieses Wissen aber teils ignoriert, teils unterdrückt und verdrängt, ja sogar aktiv bekämpft wurde. Es gibt Tonbandaufnahmen, auf denen sich ein gewisser Dr. Milton Erickson auf eine sehr arrogante Art und Weise versucht, über einen Mann Namens Dave Elman lustig zu machen. Einen Mann, den er fürchtete, da er sich seine Erfolge nicht erklären konnte. Einen Mann, der ihm meilenweit voraus war mit der Philosophie und Methodik, wie Probleme anzugehen sind. Seines Zeichens jedoch kein Mann mit Doktortitel – dafür aber wahrscheinlich der hervorragendste Hypnotiseur des 20. Jahrhunderts und ein exzellenter Hypnosetherapeut, ein kreativer Innovator, ein Wegbereiter der modernen, ursachenorientierten Hypnosetherapie, der es wie kein anderer verstand, eine Therapie auf den Punkt zu bringen.

Dave Elman, dem ich ein ganzes Kapitel widmen werde und auch sonst immer wieder einmal erwähne, gab sein Wissen an über 10 000 Mediziner, Psychiater und Zahnärzte weiter. Wo ist dieses Wissen heute geblieben? Die Verklärung von Milton Erickson, dem vermeintlichen »Gott der Hypnose«, hat den Menschen, die Hilfe suchen, einen Bärendienst erwiesen. Mit seiner Einstellung, dass nur Mediziner auch Mediziner unterrichten sollten, geriet wertvollstes Wissen in Vergessenheit. Das wäre zur Katastrophe geworden – wenn da nicht ein Teenager namens Jerry Kein gewesen wäre, der Dave Elman begleiten durfte und für ihn wertvollste Tonbandaufnahmen erstellte. Dieser Jerry Kein hielt das Vermächtnis von Dave Elman auch nach seinem Tod 1967 aufrecht und war der Einzige, der ihm ehrlich den Kredit für seine Arbeit gab. Auch zu Jerry Kein und seinen Weiterentwicklungen und wertvollen Beiträgen zur Hypnosetherapie wie Ultra-Height, Universal-Therapie und der einzigartigen Palliativhypnose gibt es ein ganzes Kapitel (siehe Seite 165).

Mein Ziel mit diesem Buch ist es deshalb, dass sich viele Menschen ernsthaft Gedanken darüber machen, der Hypnose eine ehrliche, konkrete Chance zu geben. Die Hypnose überhaupt einmal in Erwägung zu ziehen – die Schublade zu öffnen!

»Wir arbeiten mit der Urkraft des Unterbewusstseins und niemand weiß wirklich, was alles möglich ist – wir können es nur erahnen. Diese Grenzen auszutesten und infrage zu stellen, sehe ich als eine meiner Aufgaben.«

Es gibt die ewigen Warner vor der Hypnose, die fortwährend rufen, dass da sogenannte Retraumatisierungen – ein beliebtes Schlagwort, um Menschen Angst einzujagen und sie zu verunsichern – möglich wären, dass da sehr große Gefahren bestünden und man dies oder jenes definitiv nicht mit Hypnose behandeln dürfe, da es extreme Kontra-Indikationen gäbe. Meist kommen diese Sprüche aus dem Umfeld von Psychologen, Ärzten oder Therapeuten, die sich nicht umfassend mit der Hypnose (und mit dem Unterschied zwischen zudeckender versus aufdeckender = ursachenauflösender Methodik) auseinandergesetzt haben und nicht regelmäßig damit arbeiten. Viele haben sich aber auch durch ihre eigenen Ausbilder einschüchtern lassen, haben sich ihr therapeutisches Selbstvertrauen einschränken lassen, ohne ihr Wissen selbst je einer Prüfung unterworfen zu haben.

Aber ganz ehrlich: Wann haben Sie das letzte Mal etwas darüber gehört oder gelesen, dass jemand an oder während einer Hypnose gestorben wäre? Eine Hypnose-Überdosis verabreicht wurde oder eine Hypnose-Infektion zu Komplikationen geführt hätte, die leider fatal endete? Von negativen Nebeneffekten und seitenlangen Beipackzetteln? Noch nie? Sie werden das auch nie zu hören bekommen, weil Hypnose, unter Berücksichtigung von ein paar wenigen Regeln, die wohl sicherste, natürlichste und sanfteste Methode ist, um rasche Veränderungen herbeizuführen und vor allem, weil das nur mit der bewussten Zustimmung des Klienten geschehen kann. Man kann nicht in Hypnose stecken bleiben und ist auch nicht willenlos. Solche Fehlinformationen kommen oft vom unkritischen Nacherzählen von Gehörtem oder Gelesenem. Oder aus Filmen, in denen Hypnose zu zweifelhaften Zwecken eingesetzt wird, aber das ist genau das: ein Film, eine erfundene Geschichte, die fesseln soll!

Sogar unter Hypnotiseuren gibt es unterschiedliche Meinungen, was Hypnose wirklich kann und welche Kontra-Indikationen es vermutlich gibt, schließlich beruhen Hypnoseausbildungen auf unterschiedlichen Prinzipien, Philosophien und Ansätzen. Da können Welten dazwischen liegen und eine falsch verstandene Fürsorge tut das Ihrige dazu, dass sogar Hypnosetherapien unnötig lange dauern und die Resultate durch die eigenen Ängste, Bedenken und limitierenden Glaubenssätze des Hypnotiseurs selten dem entsprechen, was wirklich möglich wäre.

Ich werde ganz klare Aus- und Ansagen machen, was Hypnose ist und kann, aber auch, was sie definitiv nicht ist und nicht kann. Dieses Verständnis fehlt ebenfalls oft – die Hypnose wird wie kaum eine andere Methode so massiv unter- wie auch überschätzt.

Fazit: Das ist ein verständliches Fachbuch für das breite Publikum!

Ohne dieses Verständnis geht es nicht, denn so lange es immer noch Fachpersonen gibt, die im Fernsehen und in anderen Medien verbreiten, dass Hypnose für dieses und jenes nicht geeignet sei, oder dass die Ausübung von Hypnose nur Ärzten oder Psychotherapeuten vorbehalten sein sollte, da es ansonsten gefährlich sein könnte, so lange tatsächlich noch behauptet wird, dass das Auflösen einer Hypnose ein komplizierter Prozess sei, den man sehr genau erlernen müsse (was jedes Kleinkind übrigens ganz allein und völlig natürlich kann), so lange gibt es Aufklärungsbedarf. Dieses Buch möchte dem Leser die entsprechenden Informationen und Argumente geben, bei einem Arzt- oder Therapeutenbesuch auf die Möglichkeit der Anwendung von Hypnose als Begleittherapie oder als alleiniges probates Mittel zu insistieren oder aber, wenn das auf kein offenes Gehör stößt, sich selbst gleich einen kompetenten Hypnosetherapeuten zu suchen.

Im weiteren Verlauf werde ich zur besseren Verdeutlichung aus den Tausenden von Sitzungen, die ich bereits durchführen durfte, diverse Therapiebeispiele beschreiben. Sie allein werden aber kaum verständlich sein, ohne dass ich vorher die Funktionsweise der Hypnose und der Hypnosetherapie erkläre und die Technik sowie Methodik verstanden wurden. Deshalb hier meine Bitte an den Leser:

Lesen Sie bitte unbedingt die Kapitel mit den Erklärungen der Hypnose und ihrer Funktionsweise durch, bevor Sie den Rest des Buches lesen, nur so werden Sie die Entstehung von Problemen, aber auch deren Lösungsansätze nachvollziehen können.

Wenn Sie die Hypnose anschließend Dritten gegenüber auch noch erklären können, dann hat die Hypnose gewonnen. Dann können Sie dabei helfen, die Hypnose in den Augen der Öffentlichkeit zu dem zu machen, was sie auch wirklich ist – eine schnelle Heilmethode für viele Probleme. Dann haben Sie indirekt anderen Menschen geholfen, eine Zusatzoption in ihrem Leben zu finden, um sie dabei zu unterstützen, ihre Probleme anzugehen und im besten Falle auch zu lösen oder zumindest Linderung zu erfahren.

Mein Buch darf sehr wohl als freundliche Provokation angesehen werden. Ich möchte, dass Sie das Etablierte in Frage stellen, sich die andere Seite einmal anhören. Dass Sie deren Sichtweise einfach einmal einnehmen und begutachten, wie es sich anfühlt, und sich von den Erfahrungen und Resultaten, über die ich schreibe, inspirieren lassen, es auch einmal so zu sehen und anzuwenden. Man könnte ja Gefallen daran finden. Außer, Sie gehören zu demjenigen Teil der Therapie-Industrie, bei denen der Klient nicht wirklich im Fokus steht, da die eigenen Existenzängste dominieren und der dadurch entstehende Bedarf an täglicher Gewinnung von Neukunden die größte Herausforderung darstellen würde. Es könnte sehr wohl zu großen Verschiebungen auf dem Markt kommen.

»Alles ist möglich in nur einer einzigen Sitzung. Geben Sie der Hypnosetherapie eine Chance.«

»Ein Problem ist erst wirklich gelöst, wenn es auch im Unterbewusstsein eines Menschen gelöst wurde. Das kann nur durch die direkte Kommunikation mit dem Unterbewusstsein geschehen; aufdeckende Hypnose kann das – automatisch, natürlich, gezielt!«

Einige Hinweise vorab

Viele Mythen, Vorurteile und Paradigmen ranken sich um die Hypnose. Es ist an der Zeit, dem ein Ende zu setzen. Eine der wertvollsten Ressourcen des Menschen liegt weitestgehend ungenutzt in uns, und das ist nicht länger akzeptabel: Das muss ein Ende finden.

Hypnose ist ein natürlicher Zustand, den wir immer wieder ganz spontan und meist auch völlig unbemerkt erleben. Ob wir wollen oder nicht, ob wir es merken oder nicht, ob man uns glauben machen möchte oder nicht, wir können den Zustand der Hypnose gar nicht vermeiden, da er ein natürlicher Bestandteil des Menschen ist. Wir werden sozusagen mit dieser Fähigkeit, in den hypnotischen Zustand zu gehen, geboren. Er ist weder ein Schlaf- noch ein Wachzustand. Er ist selten spür- oder wahrnehmbar, eher flüchtig, wie bereits beschrieben. Ein Spitzensportler mag ihn als »Flow« wahrnehmen, der Zustand, in dem er nicht mehr denken muss, sondern automatisch alles richtig macht und ihm auch alles gelingt. Ein Komponist oder Autor spürt, wie die Noten oder die Worte einfach fließen. Oder der Leser, der gebannt in einer spannenden Geschichte aufgeht, mitfiebert, mitfühlt, und wenn er angesprochen oder nach ihm gerufen wird, er es zuerst gar nicht wahrnimmt. Oder der Autofahrer, der zu Hause ankommt und sich an nichts mehr auf seinem Nachhauseweg erinnern kann, weil er so tief in Gedanken war und trotzdem alles richtig gemacht hat.

Der Zustand der Hypnose hat jedoch eine so unglaubliche Bandbreite an Höhen und Tiefen, an Wahrnehmungen und Empfindungen, dass jeglicher Versuch, diesen *korrekt* zu beschreiben, fast schon zum Scheitern verurteilt ist. Am besten ist es, ihn einmal absichtlich herbeizuführen, dann wird man ihn auch immer öfter im Alltag erkennen ... meist, wenn er schon wieder weg ist – flüchtig eben.

Hypnose ist also eine natürliche, aber leider oft ungenutzte Ressource ohne negative Nebenwirkungen. Sie ist der innere Heiler, den wir kaum kennen oder nutzen. Ich nenne die Hypnose auch den *Dritten Zustand* (neben Wachzustand und Schlaf).

Niemand kann in die Hypnose gezwungen werden. Jede Hypnose ist zugleich auch eine Selbsthypnose.

Niemand kann in der Hypnose zu etwas gezwungen werden, was er selbst nicht wirklich möchte oder zuzulassen gewillt ist.

Hypnose hat nichts mit Esoterik, Religion oder gar Übernatürlichem zu tun – sie wird leider nur oft in diese Ecke gedrängt oder von diesen Gattungen beansprucht oder verklärt. Auch das muss ein Ende finden, denn wie soll ein natürlicher Zustand esoterisch, religiös oder übernatürlich sein? Schlaf oder unser Wachzustand sind das auch nicht, also trifft das auf die Hypnose ebenfalls nicht zu.

Nur Ärzte und Psychotherapeuten dürfen Hypnose verwenden – das wäre, als würde man den Schlaf- oder Wachzustand ebenfalls patentieren und ein Alleinnutzungsrecht daraus ableiten. Ein natürlicher Zustand wie die Hypnose und deren Therapieform ist ein nicht verhandelbares Menschenrecht.

Jeder Mensch ist tief hypnotisierbar, wenn er es zulässt und angstfrei gegenüber der Hypnose ist.

Alles ist möglich in nur einer einzigen Sitzung, egal wie vermeintlich heikel, tragisch oder komplex ein Thema auch erscheinen mag oder wie lange andere Therapieformen bereits versucht haben zu helfen. Eine Sitzung! Die moderne Hypnosetherapie kann das.

Den eigentlichen Zustand der Hypnose herbeizuführen ist einfach. Wirklich gut zu hypnotisieren braucht selbstverständlich Erfahrung, aber auch Empathie. Es ist aber definitiv kein Schloss mit sieben Siegeln. Und ja, es ist möglich, Menschen innerhalb weniger Sekunden in eine tiefe Hypnose zu versetzen – aber nur, wenn sie es zulassen!

Hypnosetherapie ist einfach, effizient, kostengünstig und ebenfalls leicht zu erlernen. Dazu braucht man nicht mehr als sieben Tage – Sie brauchten ja auch keine zwei Jahre, um Fahrrad fahren zu lernen – richtig? Zudem hat die Hypnose keine negativen Nebenwirkungen, wie Medikamente sie haben können.

Hypnose ist sehr gut als Kurzzeittherapie geeignet, ist aber auch bei Langzeitinterventionen eine wertvolle Ergänzung.

Hypnose kann von allen Menschen erlernt werden. Man braucht nicht studiert zu haben oder Psychologe zu sein. Zudem sind wir alle schon lange Hypnotiseure – jetzt geht es nur noch darum, den Menschen klar zu machen, dass sie es auch zu ihrem eigenen Vorteil und Nutzen ganz gezielt herbeiführen und anwenden können.

Selbsthypnose zu erlernen und für sich selbst zu nutzen ist einfach und wohltuend. Die beste Selbsthypnose funktioniert innerhalb weniger Sekunden und muss einem beigebracht oder *installiert* werden.

Ich möchte hier mit den vielen Vorurteilen, Mythen, Fehlinformationen, dem Halbwissen sowie dem Hörensagen aufräumen und die dadurch entstandenen Berührungsängste eliminieren. Es gibt einige Bücher zum Thema Hypnose – aber die meisten sind für Therapeuten geschrieben –, die allerdings auch meist nur bedingt effektive Methoden beschreiben. Sogar in neueren Enzyklopädien stehen Informationen über Hypnose, die dem Wissensstand von 1940 oder 1950 entsprechen, da dort immer dieselben Menschen mit einem ähnlichen Wissensstand die Texte aktualisieren (oder abschreiben). Zudem sind sie dann auch noch aus der Sichtweise der Wissenschaft geschrieben, was es für den Laien schwieriger macht zu verstehen, was nun wirklich gemeint ist. *Ich möchte daher die Hypnose so einfach erklären, wie sie auch ist.*

Hypnotisieren ist einfach! Hypnose als Werkzeug zu nutzen, um den Menschen zu helfen, ebenfalls! Diejenigen, die das Gegenteil behaupten oder immer gleich die »gefährlich« und »nur für Ärzte«-Keule schwingen, sind voreingenommen oder ungenügend aufgeklärt. Sie sind mitverantwortlich für die Verunsicherung der Bevölkerung zum Thema Hypnose.

Hier an dieser Stelle die Einladung an alle Voreingenommenen, das Buch trotzdem zu lesen und sich Gedanken zu machen, ob die ihnen heute geläufigen Methoden wirklich so effizient und effektiv sind, wie sie glauben, oder ob man sich nicht doch einmal näher informieren sollte, was denn der eigentliche Stand der Entwicklung ist. Übrigens haben schon ganz viele Ärzte, Zahnärzte, Psychiater und Psychologen unsere Ausbildungen absolviert – alle waren begeistert und wünschten, sich das Wissen bereits viel früher angeeignet zu haben.

Genau hier möchte ich ansetzen und eine neue, offene, geistige Haltung zum Thema Hypnose herbeiführen helfen. Eine erste wirklich positive Prägung schaffen, denn die erste Prägung ist von großer Relevanz. Verblüffen, verwundern und die Neugierde wecken auf etwas Alltägliches, etwas völlig Natürliches, was aber kaum je wirklich wahrgenommen wird, zudem oft verklärt und in einem völlig falschen Licht dargestellt wird.

Achtzig Prozent der bisherigen Hypnosetherapien laufen folgendermaßen ab: Sie melden sich für eine Hypnosetherapie bei einem Hypnotiseur an, den Sie im Internet gefunden haben, der einen Artikel geschrieben hat oder der Ihnen empfohlen wurde. Dann kommen Sie in seine Praxis, die einen mehr oder weniger professionellen Eindruck erweckt. Ihre Angaben werden mehr oder minder detailliert aufgenommen und es wird Ihnen, wenn überhaupt, eine kurze Abhandlung zum Thema Hypnose gegeben. Danach sollen Sie sich auf eine Massageliege legen oder, wenn Sie Glück haben, auf einen bequemen Stuhl oder Sessel setzen. Dann sagt der Hypnotiseur oder die Hypnotiseurin Ihnen, dass Sie die Augen schließen sollen, und nun wird circa. 30–45 Minuten auf Sie eingesprochen, wahrscheinlich ein Text abgelesen, zudem läuft im Hintergrund irgend so eine Musik, die eine hypnotische Wirkung auf Sie haben soll. Irgendwann wird es dann unbequem auf der Massageliege.

Während der ganzen Zeit kommen Ihnen Gedanken wie »ich kann den doch hören, was soll das – und wenn ich wollte, könnte ich einfach die Augen aufmachen«, oder Ähnliches. Vielleicht erwischen Sie sich auch dabei, dass Sie einschlafen während der Prozedur und anschließend wird Ihnen gesagt, das sei kein Problem, da es genauso nützen würde – was Sie aber völlig korrekt als Falschaussage einstufen.

Richtig? So oder ähnlich spielen sich Tausende von Hypnosesitzungen ab, das ist in meinen Augen »Wasch mich, aber mach mich nicht nass«-Hypnose – auch bekannt unter »Susie Sorglos«-Hypnose –, die aber hauptsächlich ein Resultat produziert: das »Ich habe Hypnose ausprobiert, aber es hat nicht funktioniert«-Syndrom. Leider ist das eine Epidemie, die über Jahrzehnte der Hypnose einen schlechten Ruf eingebracht hat, den sie einfach nicht verdient hat! Das sind sogenannte »Skriptnotiseure« – Hypnotiseure oder Hypnosetherapeuten, die irgendwelche Texte vorlesen –, auch Wirktexte genannt, verbunden mit ganz viel Hoffnung, dass auch ein wenig Wirkung im Text versteckt ist. Echte Probleme können so in den seltensten Fällen behandelt oder gelöst werden. Bei einigen Themen können diese sogenannten Wirktexte auch Erfolg haben, sie klingen oft wunderschön und fühlen sich gut an, sind aber mehrheitlich nichts anderes als kurzfristige Hilfe oder gänzlich nutzlos. Die Texte stammen in den meisten Fällen irgendwo aus dem Internet und die »one size fits all«-Herangehensweise kann nicht funktionieren, weil jeder Mensch individuell ist, keiner hat dieselbe Vergangenheit durchlebt. Die meisten Menschen hatten anschließend nicht einmal den Eindruck, dass sie überhaupt in Hypnose waren. Das muss sich ändern.

An dieser Stelle sei fairerweise erwähnt, dass es selbstverständlich auch positive Ausnahmen gibt, bei denen die Intervention funktioniert hat und dem Klienten geholfen wurde, aber der Prozentsatz ist niedrig und für meinen Geschmack wird eindeutig zu viel dem Zufall überlassen. Diese Form der Hypnosetherapie ist zwar immer noch besser als gar keine, aber meist eine vertane Chance, denn da war ein Klient, der sich die Hypnose wünschte. Dennoch, sollten Sie solche Erfahrungen gemacht haben und enttäuscht worden sein, lassen Sie sich nicht entmutigen, Sie werden kompetentere Hypnotiseure finden, die die aktuellsten, ursachenorientierten Methoden und Techniken verstehen und anzuwenden wissen. Wie, erfahren Sie weiter hinten im Buch – und sollten Sie sich gerade in so einer Susie Sorglos-Sitzung befinden wie oben beschrieben und nicht weiterkommen, lesen Sie das Buch zu Ende und entscheiden Sie dann, ob Sie wirklich damit weitermachen wollen.

Fairerweise Nr. 2: Ich unterstelle keinem, der so wie oben beschrieben mit der Hypnose arbeitet, dass er wissentlich diese wenig effizienten und wenig effektiven Methoden anwendet. Nein, die meisten können nichts dafür, da sie die Hypnose so vermittelt bekommen haben. In vielen Hypnoseausbildungen wird genau diese Art der Hypnose unterrichtet, und Generationen von Hypnotiseuren wurden instruiert und im Glauben gelassen, dass Hypnosetherapie so abzulaufen habe.

Öffnen der Schublade!

Kaum etwas geschieht per Zufall. Als ich gerade Ideen für dieses Buch sammelte, erhielt ich folgende Anfrage für eine Sitzung:

»Ich habe das Thema Hypnose mangels besseren Wissens lange Zeit in irgendeiner Schublade mit allen persönlichen »No-Go-Methoden« platziert. Neulich hat mir mein Vater, ein eingefleischter Schulmediziner (heute über 80 Jahre alt), aus seinem medizinischen Studium berichtet und von spannenden Erlebnissen mit Hypnose erzählt. Etwas überrascht ob seiner Einstellung öffnete ich besagte Schublade mal gedanklich und begann, mich im Internet zu informieren.«

Erlauben Sie, dass dieses Buch dieselbe Wirkung hat, wie der Vater auf seine völlig überraschte Tochter. Seien Sie neugierig, seien Sie kritisch! Seien Sie aber auch offen, Ihre alte Sichtweise rund um das Thema Hypnose und Hypnosetherapie völlig neu zu überdenken – die Schublade, auf der Hypnose steht, zu öffnen und sich überraschen zu lassen. Wenn Sie gewillt sind, die Hypnose mit neuen Augen zu betrachten und der modernen, ursachenorientierten Hypnose eine Chance zu geben – dann werden Sie so manche positive Überraschung erleben.

Dieses Buch ist auch ein Appell an die Vernunft – von Eltern, Lehrern, Therapeuten aller Art, Medizinern, Zahnärzten, Krankenkassen und Gesetzgebern – sowie ein Augenöffner für alle Menschen, die gefangen sind zwischen Medikamenten, Langzeittherapien und Medizin-Hörigkeit, die aber ausbrechen wollen oder schon seit Längerem spüren, dass da mehr sein muss als nur die Symptombekämpfung nach der Schulmedizin oder der Psychologie (»Symptomologie«). Der innere Heiler ist bereits lange da – er muss nur noch (öfter) aktiviert werden –, die moderne Hypnose schafft das in kürzester Zeit.

Die Anwendungsmöglichkeiten der Hypnose sind überraschend vielfältig und auch wieder nur ganz wenigen bewusst oder bekannt – je länger ich mich mit der Hypnose beschäftige, desto mehr Anwendungsmöglichkeiten tauchen auf. Eine Übersicht zum Allzweck-Therapiewerkzeug Hypnose finden Sie auf Seite 194. Dazu muss man aber verstehen, wie unser Unterbewusstsein reagiert und aufgebaut ist, was die Funktionen des Bewusstseins sind und wie das Zusammenspiel beider funktioniert. Das erkläre ich ausführlich im Kapitel »Die vier Bewusstseinsebenen und deren Komponenten« (siehe Seite 80 ff.) auf einfache verständliche Art und Weise.

Was ist Hypnose?

Definition von Hypnose: Die Umgehung des *kritischen Faktors* des Bewusstseins und die Etablierung von selektivem und akzeptablem Denken (siehe auch Mind Modell auf Seite 81)

Hypnose? Ja, Hypnose!

Ich sehe mich als Brückenbauer für den Großteil der Menschen, für den Hypnose (noch) keine Option war. Um die Menschen motivieren zu können, diese Brücke zu nutzen, um auf die andere Seite zu kommen, muss Hypnose und Hypnosetherapie zuerst einmal genau erklärt und verstanden werden. Fangen wir an.

Die Empfindungen eines jeden Menschen sind individuell und so ist es auch mit der Wahrnehmung des Zustands der Hypnose. Einige nehmen eine große, körperliche Schwere wahr, andere eine Leichtigkeit, fast schon wie ein Schweben, und noch andere nehmen ihren Körper gar nicht mehr wahr, sie sind nur noch Gedanken. Wie auch immer Menschen die Hypnose wahrnehmen, es ist immer ein angenehmes Gefühl. Der eigentliche reine Zustand der Hypnose tut einfach gut, wirkt erholend, erfrischend, unterstützt auch ohne therapeutische Suggestionen regenerierend und hat sehr gute Anti-Stress-Eigenschaften.

Die Wahrnehmung variiert stark je nach Tiefe der erreichten Hypnose, sodass die Beschreibung entsprechend unterschiedlich ausfallen kann. Viele, die zum ersten Mal hypnotisiert wurden, berichten, dass sie das Gefühl der Hypnose wiedererkannten. Was absolut richtig ist, da Hypnose ein völlig natürlicher Zustand ist, der automatisch eintreten kann, ob wir es nun bemerken oder nicht.

Die einen setzen die Hypnose sehr rasch um, ja, haben schon fast ein Talent dafür, wieder andere brauchen ein bisschen länger, bis sie erlernt haben, wie man in den Zustand gehen kann. Es ist IMMER ein Zulassen, ein Geschehenlassen – mit Zwang, Druck oder verkrampft funktioniert es nicht. Es kommt stark auf das Geschick, das Fachwissen und die wahrgenommene Kompetenz des Hypnotiseurs an, wie rasch sich eine Person in die Hypnose begleiten lässt. Wenn der zu Hypnotisierende dem Hypnotiseur nicht vertraut, wenn Zweifel bezüglich seiner Kompetenz oder Integrität bestehen, dann wird es ein sehr schwieriges Unterfangen und ist meist nicht von Erfolg gekrönt.

Ist jeder Mensch hypnotisierbar?

Ja, auf jeden Fall. Praktisch jeder, der sich auch wirklich hypnotisieren lassen möchte, kann in die Hypnose gehen. Wir von OMNI gehen von einer Rate von 97 %–99 % aus, das spiegelt ungefähr auch die Werte meiner Erfahrungen wider. Ich würde sagen, dass 70 %–90 % der Menschen sogar sehr tief hypnotisierbar sind. Es kommt oft ein wenig auf das Üben an. Je mehr man übt, desto besser wird man darin. Ich habe Klassen, da gehen 100 % der Teilnehmer in die allertiefsten Ebenen der Hypnose. Man braucht eben das Fachwissen, *wie* man diese Zustände erreicht. Es ist wie mit allem – wenn man weiß, wie etwas funktioniert, wird es einfach. Das gilt für die Ausbilder, die das Material unterrichten, wie auch für die Hypnotisanden, die lernen, den Zustand der Hypnose bei sich innerhalb von Sekunden herbeizuführen.

Ob jemand in Hypnose geht oder nicht, ist immer in Relation zu setzen mit dem Willen, in die Hypnose zu gehen, angstfrei zu sein und sich darauf einlassen zu wollen. Nicht alle Menschen gehen gleich schnell in die Hypnose. Einige müssen es regelrecht üben, aber nach einer gewissen Zeit schaffen es alle.

Ich habe schon oft Klienten gehabt, denen gesagt wurde, dass sie nicht hypnotisierbar wären. Das stimmt so nicht! Es liegt nur am Fachwissen und der wahrgenommenen Kompetenz des Hypnotiseurs, und gelegentlich mal an der Situation, in der sich ein Klient gerade im Leben befindet (zum Beispiel, wenn er noch nicht bereit dafür ist, dass ihm geholfen wird oder ein sekundärer Krankheitsgewinn vorhanden ist). Ich hatte auch schon Klienten, bei denen es partout nicht geklappt hat. In dem Moment habe ich mir Gedanken gemacht, was ich verpasst habe, aber den Klienten keinesfalls mit so einer Aussage belastet, dass er Schuld hätte oder unfähig wäre. Es könnte ja sein, dass jemand zum Hypnotiseur geschickt wurde auf Empfehlung (zum Beispiel des Ehepartners), aber nicht wirklich möchte, sprich, der eigene Antrieb fehlt. Dann ist es sehr wohl möglich, dass es nicht klappt. Natürlich kann es auch ganz einfach an der Sympathie/Antipathie zwischen zwei Menschen liegen, aber unter dem Strich gilt: Jeder Mensch ist hypnotisierbar, wenn er das auch wirklich möchte.

Muss man daran glauben, damit es funktioniert?

Oft werde ich gefragt, ob man an die Hypnose glauben muss, um hypnotisiert zu werden. Die Antwort ist ganz einfach: Nein, muss man nicht und trotzdem funktioniert es – einzig und allein die Bereitschaft, es zuzulassen, muss vorhanden sein. Gegen seinen Willen jemanden zu hypnotisieren, ist brotlose Kunst, Zeitverschwendung und zudem ethisch unangemessen.

Wer möchte schon zu etwas gezwungen werden, was er nicht will – also wehrt er sich. Bei der Hypnose ist es dann so, dass sie nicht zustande kommt. Sie funktioniert aber definitiv auch ohne daran zu glauben. Viele sind dann überrascht, dass es geklappt hat und freuen sich, dass sich ein Erfolg eingestellt hat. Ich sage immer:

»Glücklich diejenigen, die einfach loslassen können, vertrauen und sich in die Hypnose begeben – denen kann meist auch viel einfacher und rascher geholfen werden. Je mehr der Klient loslässt, desto mehr Kontrolle bekommt er anschließend über sein Leben zurück. Loslassen hat nichts mit Kontrollverlust zu tun.«

Es gibt auch andere Sichtweisen, die besagen, dass nur etwa 70 % der Menschen hypnotisierbar wären und davon nur 10 %–30 % wirklich tief. Hier handelt es sich eindeutig um fehlendes Fachwissen. Sollte ein Hypnotiseur oder Ausbilder diese Zustände nicht herbeiführen können, dann sollte er sich überlegen, noch einmal über die Bücher zu gehen oder eine moderne Ausbildung zu buchen. Für den Klienten gibt es dann nur die Lösung, sich einen wirklich geeigneten Hypnotiseur zu suchen, der sein Handwerk auch versteht.

Wie fühlt sich Hypnose an?

Die einen sagen: »Wow, habe ich mich schwer gefühlt«, andere dagegen, dass sie sich ganz leicht gefühlt hätten, wieder andere, dass sie ihren Körper nicht mehr wahrgenommen hätten, sondern nur noch Gedanken waren. Viele Menschen erzählen von der Hypnose als einem Zustand, den sie bereits kannten, der sich aber extrem wohltuend angefühlt hat, und noch einmal andere sagen, dass sie eigentlich gar nicht das Gefühl hatten, wirklich in Hypnose gewesen zu sein, was nicht bedeuten soll, dass sie es nicht auch wirklich waren.

Wie auch immer Sie sich also während der Hypnose fühlen, es ist richtig für Sie. Es gibt kein Richtig oder Falsch. Es erklingen nicht plötzlich irgendwelche Fanfaren, die signalisieren: »Achtung, Achtung, der Zustand der Hypnose ist soeben eingetreten!« Nein, meist sind auch die Übergänge in die verschiedenen Ebenen der Hypnose fließend und nicht immer klar abgegrenzt. Obwohl, wenn dann definitiv in einem dieser Zustände angekommen, diese durch einen kompetenten Hypnotiseur anhand klar zu unterscheidender Merkmale oder Anzeichen für den Klienten spür- und erlebbar gemacht werden können.

Wie lange dauert es, bis der hypnotische Zustand eintritt?

Hypnose ist ein natürlicher Zustand, der spontan eintreten kann, daher braucht man auch bei der gezielt herbeigeführten Hypnose nicht lange, bis der Zustand erreicht ist. Verabschieden Sie sich bitte von Gedanken, dass es eine langwierige und ermüdende Angelegenheit ist, in die Hypnose zu gehen, dass es womöglich ganz still sein muss, Musik dazu gehört oder schummriges Licht. Wie bereits erwähnt, ist die normale Hypnoseeinleitung eine Sache von vier bis sieben Minuten. Danach folgt in den meisten Fällen eine Vertiefungstechnik von knapp ein bis zwei Minuten, und dann ist der Klient bereit für den therapeutischen Teil der Hypnose.

Es gibt aber auch Induktionen, die gerade einmal ein paar Sekunden dauern und innerhalb kürzester Zeit soliden Somnambulismus erzielen können Blitzhypnose oder Schnell-Induktion genannt. Alles, was weniger als zehn Sekunden dauert, ist hervorragend und lässt viel mehr Zeit für die eigentliche Veränderung, die der Klient wünscht. Vier bis sieben Minuten sind aber völlig akzeptabel und normal. Nicht jeder Hypnotiseur möchte mit den Schnellst-Induktionen arbeiten. Dieser Spielraum ist in Ordnung.

Also, je rascher wir jemanden in die Hypnose verhelfen, desto angenehmer und vorteilhafter ist es für den Klienten. Übrigens habe ich noch nie von einem Klienten gehört, dass die Blitzhypnose unangenehm gewesen wäre – die meisten sind sogar extrem dankbar und angetan davon, dass sie rasch in die Hypnose durften.

Etliche der langwierigen, progressiven und auf Entspannungstechniken basierenden Methoden sind für viele Klienten frustrierend, sie könnten schon längst loslassen, aber der Hypnotiseur muss noch sein Programm der Hypnoseeinleitung abspulen. Es gibt heute noch zur Anwendung gebrachte Techniken zur Einleitung der Hypnose, die sage und schreibe 20–45 Minuten dauern! Diese Techniken sind völlig überholt und rauben wertvolle Therapiezeit! Das ist falsch – und nicht umgekehrt.

Wir haben eine Verantwortung gegenüber dem Klienten, und wenn es bekannte und erlernbare Techniken und Methoden auf dem Markt gibt, die rascher zum Ziel führen, dann liegt es in unserer Verantwortung, diese auch zur Anwendung zu bringen! Falls ich sie noch nicht beherrsche, ist es meine Pflicht als Hypnotiseur, sie zu erlernen, um auf dem aktuellsten Wissensstand zu sein.

Es geht hier auch um Kosten und um Leid. Kosten, die irgendjemand bezahlen muss – ob der Klient oder die Krankenkasse, ist egal – aber jemand bezahlt immer dafür, und zwar um Leid, das rascher aufgelöst werden könnte. Beides obliegt dem Verantwortungs- und Einflussbereich des Therapeuten, er muss diese beiden Punkte berücksichtigen und so rasch wie möglich so viel wie möglich erledigen. Einen Klienten wider besseres Wissen länger als nötig in Behandlung zu behalten, ist unethisch, verwerflich und unter dem Strich nichts anderes als Betrug am Klienten oder den Krankenkassen (sofern diese die Kosten überhaupt übernehmen).

Die Therapieindustrie täte gut daran, über die Bücher zu gehen und unsinnige, erfolglose oder langwierige Therapien einzuschränken oder gänzlich abzuschaffen, zumal andere effizientere und effektivere Methoden heute schon längst auf dem Markt sind. Eine davon ist ganz bestimmt die moderne, ursachenorientierte Hypnosetherapie. Dazu ist aber eine breitere Offensive nötig, um die neuesten Hypnosetechniken und Methoden in ihrer vollen Effizienz und Effektivität bekannt und akzeptiert zu machen.

Wie hilft mir Hypnose?

Sie müssen sich nicht krank fühlen oder krank sein, um die Vorteile der Hypnose für sich zu nutzen. Im Gegenteil – warum warten? Es gibt tolle CDs/MP3s, die Ihnen helfen können, Ihren täglichen Stresslevel abzubauen, präventiv Ihr Immunsystem zu stärken, Ihre mentale, geistige Leistung zu optimieren, Ihre Ausgeglichenheit zu trainieren, Ihre Motivation oder Kreativität zu fördern, das Selbstvertrauen zu steigern oder gar die Selbsthypnose zu erlernen. Sie können auch zu einem Hypnotiseur gehen und es live erleben. Das Live-Erlebnis ist in jedem Fall sinnvoller; von einem Hypnotiseur lernen Sie besser und einfacher, wie man sich selbst hypnotisieren kann. Sich Gedanken zu machen, wie man Probleme vermeidet, ist normalerweise viel weniger aufwendig als existierende Probleme zu bewältigen.

Leider wissen wir alle, dass der Mensch sich meist erst dann bewegt, wenn es unbequem, sprich ungemütlich oder gar schmerzhaft geworden ist, dann, wenn die Angst vor womöglich noch schlimmeren Konsequenzen ihn antreibt, Hilfe zu suchen. Deshalb ist ein Problem meist auch die größte Triebfeder, um Unterstützung anzufordern.

Drei Wege, um krank zu werden

Es gibt drei maßgebliche Formen, wie man krank werden kann:

1. Unfall – der Mensch fällt vom Pferd, stürzt die Treppe hinunter, erleidet einen Verkehrsunfall oder Ähnliches.

Dafür gibt es nichts Besseres als Ärzte, die Traumatologie beherrschen. Sie vollbringen wahre Wunder, wenn sie Verunfallte wieder zusammenflicken, und sind sicher die erste Anlaufstelle. Danach kann die Hypnose helfen, schneller gesund zu werden. Oder sie kommt als Notfallhypnose daher und hilft, Schmerzen oder Blutungen zu stillen, Traumata zu vermeiden. Aber unter dem Strich ist die Traumatologie die erste und beste Adresse.

2. Vergiftung – der Mensch nimmt etwas Giftiges zu sich, zum Beispiel einen Fliegenpilz, wird von einer giftigen Schlange gebissen oder bekommt sonst etwas Ungesundes verabreicht.

Auch da gibt es keine Alternative, als zum Arzt zu gehen. Eventuell kann man durch Hypnose den Genesungsverlauf positiv unterstützen, aber der Arzt ist hier in erster Linie der richtige Ansprechpartner.

3. Sie bekommen mentale, seelische oder körperliche Probleme – jedes Problem, egal ob Phobie, Depression, Asthma, Migräne, Krebs, Burn-out, Reizdarm, was auch immer, hat, mit ganz wenigen Ausnahmen, seinen Ursprung im Unterbewusstsein (solange Sie nicht irgendwelchen Giften ausgesetzt waren, die es verursacht haben).

Das mag jetzt seltsam klingen, aber Stress, in welcher Form auch immer, ist Wegbereiter für alle diese Symptome. Wie der Mensch Stress wahrnimmt, verarbeitet oder abbaut, ist von Person zu Person unterschiedlich. Wie der Körper oder die Psyche auf Stress reagiert – jeder Mensch ist individuell, und so sind es auch die Auslöser für die Symptome. Es gibt höchstens Häufungen, warum verschiedene Menschen die gleichen Symptome haben.

Oft, aber natürlich nicht immer, liegt zum Beispiel bei Anorexie der Ursprung in einem sexuellen Übergriff in der Kindheit. Wie gesagt, nicht immer, aber es lässt sich eine Häufung feststellen. Es wäre jedoch falsch, eine Sitzung unter diesem Aspekt zu starten, dann läuft man Gefahr, den wirklichen Grund zu verpassen und das Problem nicht wirklich aufzulösen. Sätze wie »Ihr Problem kommt sicher von einem Übergriff« sind brandgefährlich, unseriös und werden nur von verantwortungslosen, unfähigen oder überforderten Therapeuten geäußert. Solche Aussagen können ganze Hexenjagden in Familien oder deren Umfeld auslösen, geschweige denn von den negativen Gefühlen und Gedanken, die dabei im Klienten entstehen können. Leider gibt es immer noch Therapeuten, die solche oder ähnliche Aussagen machen, und das ist einfach nur verantwortungslos, reine Spekulation.

»Wichtig: Solange Sie nicht damit geboren wurden, so lange kann Ihnen Hypnose dabei helfen, Ihre Probleme zu lösen oder zu lindern.«

Wie überall gibt es Grenzen, aber je früher ich mit der Hypnose den Genesungsprozess unterstützen kann, desto besser sind die Chancen auf Erfolg. Auf jeden Fall würde ich versuchen, jede noch so schlimme Krankheit mit Hypnose zu unterstützen und zu begleiten. Garantien gibt es keine, aber wenn der Geist in Harmonie gebracht wurde, kann auch der Körper viel besser heilen.

Ich schätze, dass circa 80 % aller körperlichen Krankheiten ihren Auslöser durch ISEs (siehe Seite 99 ff.) im Unterbewusstsein haben. So lange ich jedoch diese ISEs nicht aufgelöst habe, so lange kämpfe ich nur auf der Symptomebene und verpasse, das Übel an der Wurzel zu packen. Es mag sehr sinnvoll sein, ein Krebsgeschwür zu entfernen, das ist das, was wir auf der rein körperlichen Ebene tun können und es rettet auch ganz viele Leben, aber die mentale Komponente zu vernachlässigen, wäre falsch. Sie ist zumeist genauso wichtig. Nur weil der Krebs entfernt wurde, ist die mentale Komponente – eine Voraussetzung für die Entstehung von Krebs – noch lange nicht wieder in Balance.

Der Einsatz von Medikamenten kann ebenfalls sehr sinnvoll sein, ist aber in ganz vielen Fällen reine Symptombehandlung. Nach einer erfolgreichen Hypnosesitzung können sehr oft die Medikamente abgesetzt oder neu dosiert werden, da je nachdem signifikante Veränderungen stattgefunden haben. Wenn jemand Antidepressiva nimmt und sich nach der Hypnose nicht mehr depressiv verstimmt fühlt, ja, dann sollte man mit dem Arzt über Neudosierung, Ausschleichen oder Absetzen sprechen.

Eine genetische Veranlagung wird meist massiv überschätzt. Man weiß heute, dass wir zwar gewisse genetische Veranlagungen haben können, aber ob sie zum Tragen kommen oder nicht, ist durch Studien mit eineiigen Zwillingen längst infrage gestellt. Es ist hinreichend dokumentiert, dass verschiedene Faktoren dafür verantwortlich sind, ob eine Krankheit sich manifestiert oder nicht. Wenn der Mensch lange genug einem oder mehreren Stressfaktoren ausgesetzt war, dann ist es gut möglich, dass das System so geschwächt ist, dass der Körper mit diesen Symptomen reagiert. Ist der Mensch aber mental stark und solide, gibt es auch keinen Grund für solche Symptome, überhaupt aufzutreten. Erst die lang anhaltende Schwächung auf mentaler Ebene begünstigt den Ausbruch solcher Krankheiten überhaupt und Hypnose sowie andere Stresstechniken sind ein hervorragender Schutz dafür, dass es nie so weit kommt.

Mit der Hypnose nehmen wir Einfluss auf die Zellprogrammierung, ja sogar auf die Aktivierung oder Deaktivierung von DNA. So unglaublich das auch klingen mag, aber dem ist definitiv so. Wir sind nicht mehr länger im vererbten Familienfluch (Epigenetik) verfangen, sondern können sehr wohl unser Schicksal mit beeinflussen!

»Ja, diese Krankheit liegt in der Familie.« Das ist für viele schon fast Prophezeiung genug, um zu resignieren und zu denken, dass sie die Krankheit, die in der Familie häufiger aufgetreten ist, auch befallen wird. Falsch!

Ob jemand krank wird oder nicht, hat wie erwähnt, viel weniger mit der erblichen Veranlagung zu tun als mit dem, *wie* jemand aufwächst und lernt, mit Stressfaktoren umzugehen, also mit dem Umfeld, in dem er aufwächst. In Familien werden von einer Generation zur nächsten ganze Empfinds- und Wahrnehmungsmuster weitergegeben. Wie nimmt jemand Stress wahr und wie verarbeitet er ihn? Wir schauen unheimlich viel von unseren Eltern ab, und die haben auch schon viel von ihren Eltern übernommen. Dass dies generationenübergreifend Einfluss hat, liegt auf der Hand. Wir müssen deshalb aber keine Sklaven des Schicksals werden. Wir haben viel mehr Einfluss auf unser genetisches Schicksal, als landläufig bekannt oder angenommen.

Warnhinweis: Ein Hypnotiseur, und das ist mir sehr wichtig zu erwähnen, kann einen Arzt nicht ersetzen, er kann ihn höchstens ergänzen, gerade wenn es um schwere Krankheiten wie Krebs, MS und Ähnliches geht. Medikamente, Impfungen oder ärztlichen Rat aus Prinzip abzulehnen, ist töricht und kann tödlich sein! Die Not von Menschen auszunutzen ist verwerflich, und das trifft auch auf Heilungsversprechen zu. Niemand kann etwas garantieren, wenn es um die wirklich heiklen und sensiblen Themen geht. Ein Hypnotiseur stellt keine Diagnosen – dazu sind wir weder befugt noch befähigt, außer wir haben die entsprechende Ausbildung und sind staatlich anerkannt (Heilerlaubnis). Ein Hypnotiseur hat nicht das Recht, einem Klienten Medikamente zu verschreiben oder die Dosierung zu verändern. Das ist Angelegenheit von Berufsgattungen, die dazu ausgebildet und berechtigt wurden.

Im Zweifelsfall sollte man immer einen Vertrauensarzt konsultieren und den gesunden Menschenverstand walten lassen, jedoch offen bleiben, auch die als alternativ geltenden Methoden in Betracht zu ziehen.

Übrigens erachte ich die Hypnose schon lange nicht mehr als alternative Heilmethode, sondern als Ergänzung mit riesigem Potenzial oder gar als konkreten, vollwertigen Ersatz für viele konventionelle Ansätze.

Vorsichtsmaßnahmen

Symptome und Krankheiten sind Warnsignale, auf die es zu hören gilt und die ernst genommen werden müssen. Der Besuch bei einem Arzt oder dessen Rat zu beherzigen ist daher auf jeden Fall angebracht, speziell wenn Schmerzen im Spiel sind. Da die Hypnose als außergewöhnlich wirkungsvolles Werkzeug gegen Schmerzen eingesetzt werden kann, besteht bei Schmerzlinderung oder gänzlicher Schmerzeliminierung durch Hypnose ohne vorherige medizinische Abklärung die Gefahr, dass eine organische Erkrankung zu spät oder eben gar nicht erkannt wird, was gravierende Konsequenzen haben kann.

Da jedoch bei jeder Erkrankung auch emotionale Hintergründe mitspielen, ist der Einsatz von Hypnose universell angezeigt, sobald abgeklärt ist, was das Problem ist oder was ausgeschlossen werden kann. Die Hypnose kann immer begleitend zu jeder konventionellen oder alternativen Methode eingesetzt werden.

Ist Hypnose schwierig zu erlernen?

Ich finde es erstaunlich, wenn ich heute immer wieder höre, dass Dinge, die bereits um 1850 herum bekannt und spätestens seit 1960 mit ganz klaren Prozessen dokumentiert waren, heute immer noch nicht zum Standard jeder Hypnoseausbildung gehören, ja, man in einigen Fällen sogar Angst hat, diese Zustände und Techniken zu unterrichten. Bis zu einem gewissen Grad kann ich es nachvollziehen, vieles, was man nicht kennt, kann einem Angst machen. Trotzdem finde ich es einfach nur erschreckend, welch umständliche, überflüssige oder konfuse Techniken an manchen Hypnoseschulen unterrichtet werden, wie die Hypnose verstanden und vermittelt wird – egal, ob sie dann von medizinischen Fachpersonen oder Nichtmedizinern angewandt wird. So lange Leute an dieser Art von Hypnoseausbildungen teilnehmen, die sie mehr durcheinanderbringen anstatt Klärung, Fachwissen, Können und Selbstsicherheit herbeizuführen, so lange gibt es leider auch Klienten, die Hypnose versucht haben, bei denen es aber nicht geklappt hat.

Dadurch werden leider viele Leute in einer Art Hypnose unterrichtet, die sie enttäuscht, die ihnen eben nicht alle Möglichkeiten der Therapie aufzeigt. Danach kommen einige in eine OMNI Hypnose-Ausbildung, in der die Methoden von Dave Elman und Jerry Kein unterrichtet werden. Plötzlich wird Hypnose greifbar, verständlich und vor allem einfach erlern- und reproduzierbar, was Demonstrationen in der Klasse belegen. Das größte Paradigma, dass Hypnose schwierig zu erlernen sei und die Therapieform kompliziert wäre, wird bereits am ersten Tag der Ausbildung widerlegt.

Vielleicht finden Sie meine Worte jetzt überheblich oder gar arrogant – ja, dieser Eindruck kann durchaus entstehen, beruht aber auf einem riesigen Erfahrungsschatz, auf Tausenden von Hypnosesitzungen und Hunderten ausgebildeter Schüler, die mir erlauben, eine sehr große Selbstsicherheit in Bezug auf meine Aussagen und Äußerungen rund um die Hypnose an den Tag zu legen. Ich weiß einfach, dass es funktioniert.

Wissen Sie, es gibt so viele Ausbildungen auf dem Markt, aber ich fand damals in meiner Ausbildung, die ich heute selbst unterrichte, wirklich hilfreich, dass es ganz deutliche Aussagen und Ansagen gab, die einem ganz klaren Prozess unterlagen, der trotzdem alle Freiheiten ermöglichte. Eine klare Richtung, klar definierte Techniken und Methoden, und vor allem eins: keine Grenzen des Möglichen. Das Prinzip von K.I.S.S. – *Keep It Simple and Stupid* (halte es so einfach, wie nur immer möglich) zieht sich wie ein roter Faden durch die ganze Ausbildung, die prozessorientiert ist wie kaum eine andere. Nur wenn etwas nach einfachen Regeln gestaltet und strukturiert wird, wenn es reproduzierbar ist, wenn es mit Prozessen unterlegt ist, dann bekommt es einen Wert. Kennzeichnen Zufall, Glück und Hoffnung eine Therapiemethode, dann ist es genau das, Zufall oder Glück, aber wer möchte das schon, wenn er Unterstützung in der Lösung seiner Probleme bei einem Therapeuten sucht?

Natürlich gibt es auch wunderbar talentierte Hypnotiseure, die ganz intuitiv und einfühlsam auf Menschen eingehen können, aber das sind spezielle Talente, die dünn gesät sind und deren Vorgehensweisen nicht einfach reproduzierbare oder erlernbare Eigenschaften aufweisen. Milton Erickson war zum Beispiel so eine Person. Ihm nachzuahmen ist sehr frustrierend, denn ein Genie ist schwer erfassbar, seine Methoden und Techniken waren für ihn gut, aber für Dritte sind sie kaum kopier- oder anwendbar, ohne über das Talent zu verfügen, Menschen lesen zu können. Also müssen wir Prozesse schaffen, die das Genie »reproduzierbar« machen – das ist Dave Elman und Gerald F. Kein gelungen.

Die Unsicherheiten eines Ausbilders oder Hypnotiseurs spüren Menschen, daher ist es gerade von extrem großer Wichtigkeit, dass man von dem, was man unterrichtet oder in der Therapie anwendet, innerlich vollkommen überzeugt ist. Ein gesundes Selbstvertrauen und eine ausgeprägte Selbstsicherheit sind wichtige Merkmale, um erfolgreich am Markt bestehen und den Menschen helfen zu können – egal ob als Ausbilder oder Therapeut. Der Ausbilder kann diese Selbstsicherheit und Überzeugung auf seine Schüler übertragen. Die Persönlichkeit, die Ausstrahlung eines Hypnotiseurs kann in der Therapie sehr viel bewirken – ob positiv oder negativ –, ein mangelndes Selbstvertrauen hilft definitiv nicht. Arbeitet jemand prozessorientiert, so entwickelt er automatisch eine Sicherheit, da die Chancen auf Erfolg einfach höher sind als bei zufallsbedingtem Vorgehen. Dann kann er nach einer Sitzung reflektieren, was er besser oder anders hätte machen können, und wird bereits dadurch kompetenter.

Schon Dave Elman hat gesagt, dass »*wir viel mehr aus denjenigen Sitzungen lernen, die nicht geklappt haben, als aus denjenigen, die wir erfolgreich hinter uns gebracht haben.*« Da, wo es nicht geklappt hat, machen wir uns viel mehr Gedanken und überlegen, was wir besser oder anders hätten machen können.

Natürlich gibt es auch einige andere Schulen und Therapieformen der Hypnose, die sehr gute Arbeit leisten, die sind aber eher dünn gesät. Leider ist es für jemanden, der eine Ausbildung oder eine Hypnosetherapie sucht, schwierig, aus dem Wirrwarr der Angebote einfach herauszufiltern, welche nun wirklich gut ist.

Daher ist die *persönliche Weiterempfehlung* eines Hypnotiseurs die beste, glaubwürdigste, vertrauenswürdigste und wirksamste Werbung.

Erfreulicherweise verbreitet sich das Wissen und immer mehr Ausbildungen übernehmen die direkten, ziel- und resultatorientierten Methoden.

Missbrauch?

Missbrauch von Klienten oder Schutzbefohlenen ist überall möglich. Das hat mit der Hypnose selbst nichts zu tun, sondern mit dem Machtgefüge zwischen Aggressor und Opfer. Missbrauch geschieht leider an vielen Orten (Familie, Schule, Nachbarschaft, Kirche, Sport, Klinik etc.) und es kann auch mal sein, dass unter den vielen Menschen mit krankhaften Absichten ein Hypnotiseur ist. Mit der Hypnose selbst kann er einen Menschen aber nicht gefügig, willig oder was auch immer machen. Das liest sich zwar gut in der Boulevardpresse, aber wer die Hypnose wirklich kennt und deren Wirkweise versteht, der weiß, dass das nicht möglich ist, sondern anderen Faktoren geschuldet wird. Das wurde inzwischen sogar schon in dem einen oder anderen Gerichtsfall, in dem es um vermeintlichen Missbrauch *unter* Hypnose ging, bestätigt.

Oft frage ich meine Schüler oder auch mal einen Klienten, nachdem sie in den tiefsten Ebenen der Hypnose waren, wo sie von außen vielleicht hilflos oder verletzlich erscheinen können, ob sie während der Hypnose je das Gefühl gehabt hätten, dass man sie in diesem Zustand zu irgendetwas hätte bringen oder zwingen können, was sie wirklich nicht wollten. Ich habe in all den Jahren noch nie ein *Ja* erhalten. Alle bestätigten, dass sie sofort aus der Hypnose herausgekommen wären, wenn irgendetwas Unsittliches oder Amoralisches geschehen oder verlangt worden wäre.

Angebliche Kriminalfälle

Es gibt immer wieder mal spektakuläre Berichte im Fernsehen oder in Zeitungen, in denen über Kriminalfälle mit Hypnose berichtet wird. Auch hier gilt: Niemand kann zu etwas gezwungen werden, was er selbst nicht machen möchte. Falls Hypnose angewandt wurde, dann bestand definitiv auch ein Abhängigkeitsverhältnis oder ungünstiges Machtgefüge, um die Person zu etwas zu zwingen. Das hat aber nichts mit Willenlosigkeit im hypnotischen Zustand zu tun, sondern mit Macht. Hypnose selbst ist keine Macht. Es gibt Menschen, die sind labil und leicht beeinflussbar, und lassen sich daher mitreißen oder instrumentalisieren.

Also, wenn Sie von solchen Dingen hören, dann sind diese oft sehr dubioser und ungeprüfter Herkunft oder auch mal einfach eine Schutzbehauptung. Schreiben kann man viel – man muss aber auch nicht alles glauben.

Falls Sie immer noch Zweifel haben, fragen Sie bitte jemanden, der schon mal in Hypnose war, ob er sich schutzlos ausgeliefert und willenlos gefühlt hätte, bereit, sich auf ein Fingerschnippen die Kleider vom Leibe zu reißen oder eine Bank zu überfallen. Die Person, die so etwas sagt, muss noch gefunden werden.

Was ist mit Bühnenhypnose?

Eine berechtigte Frage. Man sieht immer wieder Darbietungen höchst zweifelhafter Natur, aber auch ganz faszinierende Vorstellungen und Phänomene. Jedem sollte klar sein, wenn er auf die Bühne nach vorn geht, dass er dies zur allgemeinen Unterhaltung macht und dass Spaß erwartet wird. Die Erwartungshaltung ist dadurch hoch und der erfahrene Bühnenhypnotiseur sucht sich die kooperationswilligen Teilnehmer bereits ganz gezielt aus. Es ist übrigens erstaunlich, was Menschen nicht alles gewillt sind zu machen, nur um im Zentrum der Aufmerksamkeit zu stehen.

Ich will damit nicht sagen, dass diese Teilnehmer nicht etwa in Hypnose wären, aber das gesamte Ambiente lässt sie oft ein viel ungehemmteres Verhalten an den Tag legen als im normalen Leben. Am Schluss kommt dann noch die Schutzbehauptung, dass man ja »gezwungen« wurde, »unter« Hypnose diese Dinge zu tun, das ist dann der Freipass.

Alle haben jedoch folgende Einstellung an den Tag gelegt: »Okay, ich mag die Suggestion und ich weiß, dass ich sie umsetzen kann.« Sollte das nicht der Fall sein oder gewisse Grenzen des guten Anstands gesprengt werden, so würde die Suggestion auch verweigert – und Anstand und Ethik können übrigens ganz schön unterschiedlich aufgefasst werden.

PS: Die schwebende Jungfrau, die vorher theatralisch hypnotisiert wurde? Sorry, das ist ein Zaubertrick. Es gelten nach wie vor die normalen physikalischen Gesetze des Universums, auch wenn Hypnose im Spiel ist.

Einige Fachbegriffe rund um die Hypnose

Wichtig erscheint mir, dass je informierter und aufgeklärter jemand ist, desto weniger Missverständnisse können auftreten, desto geringer ist auch die Berührungsangst und desto interessierter und neugieriger werden die Menschen gegenüber dem Neuen. Damit wir alle vom Gleichen sprechen, werde ich hier die wichtigsten Begriffe erläutern. Damit schaffen wir eine Basis, auf der sich aufbauen lässt und die den interessierten Leser zum informierten Leser macht. Einen Leser, der sich auch außerhalb des Rahmens dieses Buches bewegen und mitreden kann.

Vorweg aber fünf Wörter, bei denen sich mir jedes Mal die Nackenhaare aufstellen – diese Wörter stammen aus dem Volksmund, werden aber praktisch genauso von jedem Hypnotiseur verwendet. Leider werden sie immer noch mit aller Selbstverständlichkeit an anderen Hypnoseschulen unterrichtet oder genutzt.

Definitiv falsche Wörter

Unter Hypnose sein: Das ist ein völlig falscher Ausdruck und gehört komplett gestrichen. Unter hat in unserer Sprache meist eine negative Bedeutung. Unter dem Einfluss von ..., willenlos, ausgeliefert, ohne Kontrolle, von oben herab. Wer heute noch diesen Ausdruck benutzt, sollte sich vorher überlegen, was Worte auslösen können, schließlich sind Worte die wichtigsten Instrumente eines jeden Hypnotiseurs. Trotzdem ist der Gebrauch dieses Ausdrucks heute immer noch Realität und weit verbreitet!

Korrekt heißt es: »in Hypnose«. Die Person ist in Hypnose oder im hypnotischen Zustand oder so ähnlich, aber sicher nicht »unter«.

Aufwachen: Das ist genau so falsch wie unter Hypnose sein und wird trotzdem alltäglich verwendet. Man darf sich nicht wundern, wenn der Hypnotiseur zum Auflösen einer Hypnosesitzung sagt: »Ich zähle jetzt bis drei, bei drei wachen Sie auf«, und sich die hypnotisierte Person dann denkt: »Oh, schade, ich habe gar nicht geschlafen, ich habe ja alles gehört«, und damit verwirkt sich unter Umständen jeder eventuell erzielte Therapieerfolg, da die Person nun meint, dass sie einen Fehler begangen habe, da sie ja nicht geschlafen hat.

Korrekte Version (nur eines von vielen Beispielen): »Ich zähle jetzt von eins bis drei, bei drei machen Sie die Augen auf und kommen frisch und erholt aus der Hypnose. Eins, atmen Sie tief ein, zwei, vielleicht wollen Sie ihre Finger und Zehen bewegen, und drei, Augen auf, wieder voll da, frisch, erholt und Sie fühlen sich wunderbar.«

Probieren, versuchen und hoffen: Streichen Sie auch diese Worte aus ihrem Vokabular – nicht nur, wenn Sie hypnotisieren, sondern allgemein aus Ihrem Sprachgebrauch. Sie implizieren mögliches Versagen, sich nicht gänzlich sicher zu sein, Zweifel zu haben, Unsicherheit zu spüren oder zu vermuten und die Möglichkeit, dass, was auch immer man gerade tun möchte, auch schiefgehen könnte.

Wie würden Sie sich als Klient fühlen, wenn ihr Hypnotiseur sagen würde: »Ich werde jetzt mal versuchen, Sie zu hypnotisieren. Wir können gern probieren, ob es klappt. Hoffen wir mal das Beste ...« Nicht wirklich überzeugend, oder? Das ist der Moment, in dem Sie aufstehen und gehen dürfen, um sich einen anderen Hypnotiseur zu suchen.

Ich kann nur immer wieder betonen, wie wichtig die Worte in der Hypnosetherapie sind. Das mag jetzt ein wenig pedantisch klingen und ich will damit auch nicht sagen, dass es deshalb nicht klappen kann mit der Hypnosesitzung, aber warum die Chance auf Misserfolg freiwillig erhöhen? Wenn wir schon um die Wichtigkeit von Worten wissen, die Semantik (die Studie von Wörtern und deren Bedeutung) uns viele Erkenntnisse gebracht hat, warum sollten wir also solche möglichen Fehlerquellen nicht von vornherein eliminieren?

Hypnotisieren ist wirklich einfach und ich mag es gar nicht kompliziert, aber auf ein paar ganz wenige Dinge muss man achten, und diese kleinen Unterschiede können über Erfolg oder Misserfolg entscheiden. Das Wohl des Klienten hat immer Vorrang, und wenn ich jetzt weiß, dass diese Wörter falsch sind, so nutze ich sie ganz einfach nicht mehr.

Fachbegriffe in der Hypnosetherapie

Mir ist wichtig, dass der Leser versteht, dass die Hypnose ein eigenes Vokabular hat, diese Bezeichnungen aber innerhalb der Hypnosegemeinschaft unterschiedliche Bedeutungen haben oder verschieden angewandt werden. Somit bauen wir uns mit den folgenden Definitionen und Begriffen eine gemeinsame Basis auf, und wenn Sie später im Buch eines der folgenden Worte lesen, können Sie immer kurz zurückkommen und nachschauen, was genau damit gemeint ist. Es ist gut möglich, dass Sie in anderen Büchern oder im Internet abweichende Definitionen antreffen. Das ist jedoch für dieses Buch und unser Verständnis von Hypnose nicht relevant.

Hypnose: Ein natürlicher Zustand bei Menschen, der spontan eintreten oder absichtlich herbeigeführt werden kann. Es ist dann der Fall, wenn das Bewusstsein in den Hintergrund, das Unterbewusstsein in den Vordergrund tritt und der kritische Faktor des Bewusstseins temporär umgangen wurde.

Hypnosetherapie/Hypnotherapie: Die Anwendung von therapeutischen Techniken und Methoden im hypnotischen Zustand. Oberbegriff für alle Arten von Interventionen in diesem Zustand. Beide Begriffe, Hypnosetherapie und Hypnotherapie, bedeuten dasselbe.

Klinische Hypnose: Die Anwendung der Hypnose im Bereich von Depressionen, Phobien, Zwängen und ähnlichen Problemen und Störungen.

Medizinische Hypnose: Die Anwendung der Hypnose im Bereich der Schmerztherapie, während Operationen, aber auch prä- oder postoperativ zur Vor- oder Nachbereitung von medizinischen Eingriffen, bei körperlichen Themen wie Krebs, MS etc.

Bewusstsein: Derjenige Teil unseres Verstandes/Hirns, in dem mentale Prozesse auf rationale, analytische Weise oder mit Willenskraft angegangen werden.

Unterbewusstsein: Der Teil unseres Verstandes/Hirns, in dem mentale Prozesse und daraus resultierende Verhaltensmuster geprägt werden, unabhängig/unbemerkt vom Bewusstsein. Sitz unserer Emotionen, Gefühle, Gewohnheiten, des Langzeitgedächtnises etc., dort ist unser wahres *Ich* zu Hause.

Unbewusstes: Derjenige Teil unseres Verstandes/Hirns, in dem die automatischen Körperfunktionen (Atmung, Verdauung,

Herzschlag, Blutdruck, Produktion von Hormonen, das Immunsystem etc.) beheimatet sind.

Überbewusstsein: Wenn unser Geist, unsere Gedanken von unserem Körper wie entkoppelt werden, wir Zugriff auf unser Energiefeld mit den darin gespeicherten Informationen erhalten und einen speziellen Weit- und Durchblick auf unsere Probleme sowie deren Lösung finden – ein hoch fokussierter Zustand wie Ultra-Height® und Ultra-Healing®. Das Überbewusstsein kann auch als erweiterter Teil unseres Unterbewusstseins angesehen werden.

Convincer: Eine Art von Beweis oder Nachweis *(Überzeuger)*, dass die Person wirklich in Hypnose ist oder war. Das ist nicht in jedem Fall möglich oder sinnvoll, aber wann immer möglich, wichtiger Bestandteil einer Hypnosesitzung.

ISE: Initial Sensitizing Event – das initiale, auslösende Ereignis (der wirkliche Grund für ein Symptom).

SSE: Subsequent Sensitizing Event – ein weiteres, darauf folgendes, sensibilisierendes und bestätigendes sowie verstärkendes/intensivierendes Ereignis eines ISE.

FSE: Final Sensitizing Event – der Moment, den einige Klienten in Erinnerung haben und glauben, dass er etwas mit dem danach entstandenen Symptom zu tun hat. Meist nur der Tropfen, der das Fass zum Überlaufen gebracht hat, nicht aber der wirkliche Auslöser, der den Ablauf vom Fass verstopft hat.

Kritischer Faktor: Fungiert wie ein Filter zwischen Bewusstsein und Unterbewusstsein und kontrolliert, welche Suggestionen Einlass ins Unterbewusstsein erhalten und welche von vornherein abgelehnt werden.

***Abreaktion** (spontan):* Eine emotionale Reinigung, wobei ein lange unterdrückter emotionaler Moment wieder erlebt wird. Absolut normal in der aufdeckenden Hypnosetherapie, einfach zu handhaben, zu kontrollieren und sogleich auch für das Wohl des Klienten zu nutzen.

Abreaktionstherapie: Das absichtliche, gezielte Hervorrufen einer Abreaktion zur Beschleunigung des Therapieprozesses.

Abwesenheit: Wenn eine Person ihre Umgebung wahrnimmt, jedoch keinen Wert darauf legt, an den Ereignissen um sie herum teilzunehmen. Das ist normal in Hypnose.

Altersregression: Das Phänomen der Rückkehr in eine frühere Zeitperiode, Ära oder ein sogenanntes »früheres Leben«.

Anamnese-Fragebogen: Ein Fragebogen, der entweder vom Klient oder vom Hypnotiseur allein oder von beiden gemeinsam ausgefüllt wird. Dient der Datenerhebung und Erfassung wichtiger oder relevanter Details sowie als Dokumentation für nachfolgende Sitzungen.

Beta/Alpha/Theta/Delta-Wellen: Werden oft mit Hypnose in Verbindung gebracht, speziell Alpha-Wellen, haben aber in Wirklichkeit nichts damit zu tun. In der Hypnose treten Zustände auf, die wohl kaum in irgendeine dieser Skalen passen.

Boinking (engl.): Der Akt des leichten bis mittelstarken Klopfens mit zwei bis drei Fingerkuppen auf der Stirn des Klienten zur Ablenkung oder zur erhöhten Aufmerksamkeit (Fokus).

Blitzhypnose: Das Herbeiführen der Hypnose innerhalb weniger Sekunden/Sekundenbruchteile durch geeignete Techniken, und der Bereitschaft, hypnotisiert werden zu wollen. Eine hohe Kunst der Hypnoseeinleitung, die nur von wenigen wirklich beherrscht wird.

Bühnen- oder Showhypnose: Hypnose zum Zweck der Unterhaltung. Der Zustand der Hypnose ist jedoch derselbe wie in der Therapieform, er unterscheidet sich nicht. Wird von vielen Hypnotherapeuten abgelehnt, ohne sich jedoch mit den

Phänomenen und Möglichkeiten wirklich auseinandergesetzt zu haben. Genauso wie es gute, niveauvolle Unterhaltung gibt, so gibt es auch fachlich schlecht durchgeführte Therapien.

Compounding (positiv): Die mehrfache Wiederholung und Intensivierung einer oder mehrerer Suggestionen. Eine sehr wirksame Technik, um einer Person dabei zu helfen, neues und erwünschtes Empfinden, eine bessere Wahrnehmung oder neue, positive Gewohnheiten zu verinnerlichen.

Compounding (negativ): Durch wiederholtes Erleben, Besprechen oder Thematisieren eines unglücklichen oder tragischen Ereignisses auf bewusster Ebene ist eine Intensivierung eines negativen Gefühls oder einer Emotion möglich, was zu einer Intensivierung eines Problems führen kann, sprich zu einer Verstärkung eines Symptoms. Das kann den Genesungsverlauf beeinträchtigen. Positive Veränderung wird somit beeinträchtigt, oft verhindert, die negative Programmierung sowie das unerwünschte Verhalten oder Empfinden bleiben bestehen.

Esdaile-Zustand: Ein Zustand, der eine mentale Euphorie auslösen kann und eine automatische, spontane Anästhesie herstellt. Liegt eine Ebene unter dem tiefen Somnambulismus. Entdeckt durch James Esdaile um 1850, durch Dave Elman einfach reproduzierbar gemacht um 1940/50.

Somnambulismus: Ein tiefer Zustand der Hypnose. Wird heute als optimaler Zustand in der Therapie erachtet (Arbeitsniveau), um die besten und schnellsten Resultate für den Klienten zu erzielen. Ermöglicht diverse hypnotische Phänomene wie Schmerzunempfindlichkeit, Regression und vieles mehr. Innerhalb von Sekunden bis wenigen Minuten gezielt erreichbar.

Ultra-Height®/Ultra-Healing®: Zwei Zustände im Bereich des höheren Selbst, auch Überbewusstsein genannt. Ermöglicht tiefe Einblicke und Analysen ins eigene Innere sowie Selbstheilung. Zustände, die Spontanheilungen möglich machen, die Eingebung oder Erkenntnis bringen können, ohne das aktive Dazutun des Hypnotiseurs. Einige Menschen machen sehr spirituelle Erfahrungen in diesen Zuständen. Auch als »Königs-Disziplin« der Hypnose bekannt. Entwickelt durch Gerald F. Kein und Hansruedi Wipf. Weitere Details zu diesen faszinierenden Zuständen finden Sie auf Seite 165 f.

Fraktionierung: Die beste Methode zur Vertiefung des hypnotischen Zustands. Man hypnotisiert die Person, lässt sie dann die Augen öffnen und wieder schließen, sie bleibt jedoch die ganze Zeit in Trance. Dave Elman hat das früh erkannt und in seine erfolgreiche Hypnoseeinleitung eingebaut *(»3 Trips to Bernheim«).*

»Frühere Leben«: Ob man nun daran glaubt oder nicht, es gibt immer wieder Momente in den Hypnosetherapien, in denen ein Problem anscheinend in einem sogenannten früheren Leben seinen Ursprung hatte und Klienten, unabhängig von ihren eigenen Glaubenssätzen oder Überzeugungen, spontan in ein früheres Leben schlüpfen. Dieses Phänomen kann auch ganz gezielt herbeigeführt werden. Echte, wissenschaftlich untermauerte Beweise fehlen bis heute. Die Diskussion kann endlos geführt werden und basiert eher auf Überzeugungen und Weltanschauungen als auf Fakten. Nichtsdestotrotz: Ein hoch spannendes, kontroverses Thema mit vier Haupttheorien, die auf Seite 223 f. näher erklärt werden.

Halluzination: Durch Suggestion wird im Kopf der Person ein beliebiges Bild kreiert (zum Beispiel eine Treppe, eine Situation, ein Empfinden oder ein Gefühl).

Hypersuggestibilität: Erhöhte Suggestibilität, hervorgerufen durch eine tiefe Hypnose.

Hypnoanalyse: Vorgehensweise, bei der durch Hypnose die wirkliche Ursache eines Problems lokalisiert wird. Das geschieht normalerweise durch Regression.

Hypnoid: Eine leichte Stufe der Hypnose.

Hypnosevertrag: Das Einverständnis, das eine Person einer anderen gibt, sie zu hypnotisieren. (»Darf ich dich hypnotisieren?« – »Ja!«)

HypnoDent®, HypnoSport®, HypnoSlim®, HypnoKids®, HypnoFertility®, HypnoSex®, HypnoSleep®, HypnoLearn®, HypnoCare®, HypnoMed®, HypnoForensics®: Spezielle Aus- und Weiterbildungsprogramme für Fachspezialisierungen innerhalb der breitgefächerten Applikationen in der modernen Hypnose.

Hypermnesie: Ist die Fähigkeit, in der Hypnose die Erinnerungsfähigkeit zu steigern und sich an lang vergessen geglaubte Ereignisse zu erinnern, an die man sich bewusst nicht erinnern kann.

Ideomotor: Eine unbeabsichtigte Bewegung von Muskeln durch eine Idee oder eine hypnotische Suggestion.

Induktion: Der Prozess, die Technik oder das Ritual zur Einleitung und Herbeiführung der Hypnose.

Elman Induktion: Die wohl bekannteste, schnellste und erfolgreichste Hypnose-Einleitung heute auf dem Markt. Kompetent durchgeführt gehen etwa 85 % der Menschen mit dieser Induktion schon beim ersten Mal in Hypnose. Bereits um 1912 von Dave Elman erstmals entwickelt und später ausgebaut zu den heute noch genutzten Möglichkeiten. Erlaubt das Herbeiführen der Hypnose innerhalb von 60 Sekunden bis 6 Minuten. Abkürzungen davon erlauben es sogar innerhalb von 10 bis 30 Sekunden.

DEI: Abkürzung für Dave Elman Induktion

Katalepsie: Eine Form hoher Suggestibilität, bei der die Muskeln einer Person am ganzen Körper oder an einer bestimmten Stelle entweder sehr starr oder sehr locker sind.

Klient: In der Hypnose sprechen wir von Klienten und nicht von Patienten. Patient hat eine negativ belastete Bedeutung und man kann auch zum Hypnotiseur gehen, ohne krank zu sein.

Lethargie: Ein Zustand der Hypnose, bei der eine generelle Entspannung und Ruhe entsteht und sich die Person auf die Stimme des Hypnotiseurs konzentriert.

Notfallhypnose: Die Anwendung von speziellen Hypnosetechniken in Notfallsituationen bei Feuerwehr, Rettungsdiensten, Polizei und Militär (Blutungen stillen, Schockzustand vermeiden/reduzieren, Schmerzstillung, Verbrennungen etc.).

Obsession: Eine treibende, manchmal sogar unwiderstehliche Idee. Wenn sie mit Emotionen kombiniert wird, kann sie in einer (Zwangs-)Handlung enden, die unendlich oft wiederholt wird.

OMNI Hypnose: Hypnose/Hypnosetherapie basierend auf den Methoden von Dave Elman und Gerald F. Kein. Die OMNI Methoden und Techniken werden heute in über 20 Standorten und auf fünf Kontinenten weltweit unterrichtet. Der Name »OMNI« ist der Firmenname des 1979 gegründeten Hypnose-Instituts von Gerald »Jerry« F. Kein. OMNI Hypnose steht für prozessorientierte, reproduzierbare Hypnosetherapietechniken, die ziel- und resultatorientiert innerhalb kürzester Zeit eine große Wahrscheinlichkeit von nachhaltigen Resultaten produzieren.

Pharsing (ausgesprochen Farsing): Die Tendenz des Unterbewusstseins, ein negatives Wort zu »verpassen« und dadurch einem Satz eine neue, eventuell ungewollte Bedeutung zu geben. Das Unterbewusstsein versteht das Wort »nicht« nicht wirklich oder hat die Tendenz, es zu überhören, was speziell bei Kindern auch ohne Hypnose der Fall sein kann. Beispiel: »Fass die heiße Herdplatte nicht an!« Daraus kann ein direkter Befehl entstehen »Fass die heiße Herdplatte ... an!« Oder: »Sie essen kein Fastfood.« Daraus kann werden: »Sie essen Fastfood.«

Phobie: Eine übergroße Angst vor der Angst. Lesen Sie dazu das Kapitel: »Ängste und Phobien« auf Seite 207.

Suggestion: Suggestionen werden während der eigentlichen Hypnosesitzung vom Hypnotiseur gegeben. Es handelt sich hierbei um Vorschläge, Ermunterungen, Empfehlungen oder als Ratschläge verstandene Sätze und Worte, angepasst an die Person, die Situation und Thematik, für die der Klient den Hypnotiseur aufgesucht hat. Suggestionen können vom Klienten einfach akzeptiert oder abgelehnt werden (mehr dazu im Kapitel *»Die vier Einstellungen gegenüber Suggestionen«*, siehe Seite 148 ff.).

Prähypnotische Suggestion: Eine Suggestion, die vor dem formellen Einleiten der Hypnose gegeben wird und greift, wenn die Person im hypnotischen Zustand ist.

Suggestion – posthypnotisch: Eine Suggestion, die während des hypnotischen Zustands gegeben wird und erst zu einem späteren Zeitpunkt eintritt, nachdem die Hypnose bereits wieder aufgelöst wurde.

Suggestibilität: Bewertung der Empfänglichkeit einer Person zu erhaltenen Suggestionen.

Symptomverschiebung: Der Fokus gewisser Therapiemethoden auf ein Symptom sowie dessen Unterdrückung. Kann dazu führen, dass das Unterbewusstsein, nachdem es sich auf die eine Weise nicht mehr mitteilen kann, sich einen anderen Weg sucht, um zu zeigen, dass ein Problem besteht (zum Beispiel vorher eine Phobie, jetzt Hautausschläge). Wird meist durch zudeckende, unterdrückende Methoden ausgelöst.

Parts-Therapy/Teile-Therapie: Ist eine Technik in der Hypnosetherapie, die es erlaubt, verschiedene Körper- oder Emotionsteile anzusprechen, wie zum Beispiel den Teil, der die Angst repräsentiert oder den Schmerz oder die Leber oder die Trauer, den Körper, den Geist etc.

Psychosomatisch: Physische Krankheit, hervorgerufen durch negative Gedanken.

Rapport: Die Arbeitsbeziehung zwischen Hypnotiseur und Klient.

Regression: Der Prozess, bei dem ein Klient in der Zeit zurückgeführt wird in eine frühere Zeit (meist in die Kindheit, bis hin zu pränatalen Erlebnissen, selten auch in sogenannte frühere Leben).

Progression: Der Prozess, bei dem ein Klient in der Zeit vorwärts gebracht wird und er sich Situationen in der Zukunft vorstellt, wie er sich fühlt, empfindet, reagiert oder handelt in spezifischen Situationen, in denen er in der Vergangenheit unerwünschte Verhaltensweisen an den Tag gelegt hat.

Regress to Cause: Regression zurück zum auslösenden Ereignis (ISE) – aufdeckende Arbeit. Basiert auf der Annahme, dass jedes Symptom, wirklich jedes, einen Auslöser hat. Einmal gefunden, kann er auch fachgerecht neutralisiert und aufgelöst werden.

R2C: Das ist die gebräuchliche Abkürzung für *Regress to Cause* in der von Dave Elman sowie Gerald F. Kein entwickelten Technik. Wird in der Zwischenzeit von vielen anderen Instituten und Hypnotherapeuten als Abkürzung verwendet, ohne jedoch den genauen Prozess von Dave Elman auch wirklich verstanden zu haben oder konsequent anzuwenden.

Resistenz (Widerstand): Die Weigerung einer Person, den hypnotischen Prozess zu akzeptieren. Wird immer hervorgerufen durch Angst oder Bedenken vor der Hypnose oder wenn jemand einfach nicht hypnotisiert werden möchte.

Selbsthypnose: Der Zustand der Hypnose wird durch den Klienten selbst hervorgerufen, ohne die aktive Unterstützung eines Hypnotiseurs. Es gibt die Aussage von Dave Elman, dass *»jede Hypnose zugleich auch eine Selbsthypnose ist«*, da es eine Person auf jeden Fall zulassen muss, dass die Hypnose überhaupt eintritt. Selbsthypnose ist einfach erlernbar.

Sekundärer Krankheitsgewinn: Wenn die Lösung schlimmer ist als das Problem. Kann einer Genesung im Weg stehen (zum Beispiel: Verlust von Zuneigung oder finanzieller Unterstützung, wieder arbeiten gehen müssen, sich mit einem Thema auseinandersetzen etc.).

Vorgespräch: Die Erklärung des Hypnotiseurs gegenüber seinem Klienten, was Hypnose ist und was nicht. Dient dem Zweck, mögliche noch vorhandene Ängste, Bedenken, Fehlinformationen, Blockaden oder Vorurteile zu eliminieren sowie die Fachkompetenz des Hypnotiseurs unter Beweis zu stellen. Ist verantwortlich für etwa 80 % des Erfolgs einer Hypnosesitzung. Je aufgeklärter ein Klient ist, desto bessere, intelligentere und selbstsichere Entscheide kann er/sie in der Hypnosesitzung treffen, um den Prozess, die gesetzten Ziele zu erreichen. Dient ebenfalls dem Aufbau von Rapport und Vertrauen.

Wachhypnose: Die Herbeiführung von hypnotischen Effekten im eigentlichen Wachzustand einer Person, die akzeptiert und implementiert werden.

Es gibt noch viele weitere Begriffe rund um die Hypnose, aber das würde hier sicher zu weit führen. Die oben stehenden Begriffe und die damit einhergehenden Erklärungen reichen völlig aus, um die nachfolgenden Texte zu verstehen.

An dieser Stelle eine kurze Erklärung zur Berufsbezeichnung eines Hypnotiseurs.

In Deutschland darf man sich Hypnotherapeut oder Hypnosetherapeut nennen, wenn man eine Heilerlaubnis hat (z. B. als Heilpraktiker, Heilpraktiker für Psychotherapie). Ohne sogenannte Heilerlaubnis ist man HypnoCoach. Dabei können beide dieselbe Hypnoseausbildung absolviert haben. Der Unterschied besteht darin, dass ein Therapeut Krankheiten wie Depressionen oder auch Ängste behandeln darf, ein Coach nicht. Im Folgenden bezeichne ich den Hypnotherapeuten und den HypnoCoach allgemein als Hypnotiseur, stellvertretend für Kolleginnen und Kollegen. Mit Hypnosetherapie meine ich jede hypnotische Behandlung, egal ob vom Therapeuten oder vom Coach durchgeführt.
In Österreich gibt es ein sehr restriktives Gesetz gegen den Einsatz von Hypnose ohne medizinische Ausbildung, nur ein fertiger Arzt darf sie ausüben. Hypnose wird dort teils versteckt angewandt, man gibt ihr andere Namen und verklausuliert, was man macht. Trotzdem finden die Menschen immer wieder jemanden, der die Hypnose anwendet und kein Arzt ist. Es ist daher kein Wunder, dass die Verbreitung und Fortschrittlichkeit der Hypnose in Österreich am rückständigsten ist. Die Unterdrückung

sowie die Monopolisierung durch die Ärzteschaft haben dazu geführt, dass dort – wenn überhaupt – hauptsächlich veraltete, langwierige und wenig effiziente Techniken der Hypnose zur Anwendung kommen.

In der Schweiz haben wir eine der liberalsten und fortschrittlichsten Gesetzgebungen Europas, und das ist auch gut so. Der Titel Hypnosetherapeut ist nicht geschützt und auch keine offizielle Berufsbezeichnung. Das hat dazu geführt, dass in der Schweiz die Hypnose mehr als in anderen Ländern auf dem Vormarsch ist und sich dort zugleich die modernen und fortschrittlichen Techniken am schnellsten innerhalb Europas verbreiten können. Sicherlich ist das mitunter auch der Grund, warum die Menschen ihr gegenüber viel offener sind und deshalb von ihrem ungehinderten Nutzen am meisten profitieren.

Geschichte der Hypnose und Hintergründe zu Dave Elman und Gerald F. Kein

Die Geschichte der Hypnose geht sehr weit zurück, bis hin zu den Anfängen der Menschheit. Es ist indes nicht die Absicht dieses Buches, die Geschichte der Hypnose eingehend zu erläutern. Dafür gibt es diverse andere Quellen, die das sehr detailliert und fundiert darstellen.

Es gibt frühe Aufzeichnungen aus der Antike, die zeigen, dass bereits die frühen Ägypter den Zustand der Hypnose kannten und nutzten, ebenso die Griechen und Römer. Dazumal nannte man den Zustand noch nicht so. Der Begriff »Hypnose« stammt aus einer Ableitung des griechischen Gottes *Hypnos*, Gott des Schlafes. Natürlich ist der Begriff somit irreführend, er hat ja nichts mit dem Schlaf, so wie wir ihn kennen, zu tun, aber trotzdem hat sich dieser Begriff über die Jahrhunderte eingebürgert.

Der Begriff der Hypnose wird James Braid (1795–1860) zugeschrieben, was aber nicht ganz stimmt. Der Ursprung des Wortes Hypnose geht zurück auf Baron D'Henin de Cuvillers (1755–1841), der 1821 in seinem Buch *Le Magnetism Animal Retrouve dans L'Antique* die Worte Hypnose, Hypnotiseur und viele andere Wortkreationen mit »Hypno« vorschlägt[1], als Alternative zum »Animalischen Magnetismus«, der von Dr. Franz Anton Mesmer (1734–1815) genutzt und popularisiert wurde.

1. HypnoMag.NET 1. Ausgabe, Seite 56, Autor Johan Eland, NL

Dr. Franz Anton Mesmer, der in der Bodenseeregion aktiv und viel auch in der Schweiz unterwegs war, gilt als Vater der modernen Hypnose, was nach heutigen Standards natürlich nicht mehr der Fall ist, aber er hat damals durch seine Arbeit den Zustand der Hypnose bekannter gemacht. Er glaubte, dass die Hypnose etwas mit magnetischen Strömungen zu tun hätte, daher auch der Ausdruck »Animalischer Magnetismus«.

Seine Zeit in Frankreich, wo er mit Hypnose Patienten behandelte, ist ebenfalls ein wichtiger Teil der Geschichte der Hypnose. Auf Drängen der lokalen Ärzte, die sich durch Mesmers Erfolge bedroht fühlten, wurde eine Kommission eingesetzt, die die Arbeit von Mesmer kritisch beäugte und analysierte. Unter anderem war der damals bekannteste Wissenschaftler seiner Zeit, Benjamin Franklin aus den USA, Mitglied dieser Kommission. Fazit der Untersuchung war, dass man sehr wohl gewisse Resultate, die Mesmer erzielte, bei seinen Patienten nicht von der Hand weisen konnte, seine Tätigkeit jedoch trotzdem als »Scharlatanismus« abgetan wurde und Mesmer seine Arbeit einzustellen hatte. Das ist der erste dokumentierte Fall, bei dem die Hypnose aktiv unterdrückt wurde.

Das hinderte die Menschen dennoch nicht daran, weiter an diesem Zustand zu forschen und Entdeckungen zu machen. Auf James Esdaile, der den Esdaile-Zustand (Hypnotisches Koma) dazu nutzte, um in Kalkutta schmerzfrei zu operieren, werde ich noch eingehen.

Es gibt noch viele Namen, die die Geschichte der Hypnose geprägt oder weitere Entdeckungen gemacht haben, aber Sigmund Freud sticht besonders heraus.

Sigmund Freud (1856–1939), der Begründer der Psychoanalyse, arbeitete mitunter auch mit Hypnose, merkte aber, dass er ein regelmäßigeres Einkommen durch seine Psychoanalyse erzielte, da die Hypnose seinen Patienten viel schneller eine Rückkehr zu einem normalen Empfinden und Verhalten ermöglichte als umgekehrt. Von ihm soll auch der Satz stammen »Hypnose ist die Psychotherapie des armen Mannes«, was so viel bedeutet, wie: Wenn du dir meine Psychotherapie nicht leisten kannst, dann nutze die Hypnose, da wird dir schneller geholfen. Diese Idee, dass Hypnose keinen entsprechenden Wert in der Psychotherapie hatte, prägte Generationen von Psychiatern und Psychologen, die die Hypnose zwar wahrnahmen, aber aufgrund der herrschenden Lehre der Psychoanalyse jedoch links liegen ließen oder als wenig effizient oder hilfreich erachteten. Das ist auch ein Grund, warum andere Methoden und Techniken zur Therapierung von Patienten entwickelt wurden, anstatt der Hypnose noch einmal eine Chance zu geben.

Erst durch die Arbeit zweier Amerikaner, Dave Elman und Milton Erickson, wurde der Hypnose die Aufmerksamkeit zuteil, die sie auch verdient, und sie entwickelten neue, effizientere, aber auch akzeptiertere Ansätze.

Zu Milton Erickson (1901–1980) und seinen Techniken gibt es sehr viel Literatur, deshalb verzichte ich hier darauf, viel weiter auf ihn und seine teils sicher wertvollen Ansätze einzugehen. Es gibt unzählige Hypnotiseure und Institute, die nach ihm arbeiten oder unterrichten.

Die Verklärung von Milton Erickson und seinen Methoden hat jedoch dazu geführt, dass in den Augen von vielen interessierten Medizinern die Hypnose als unwirksam, kompliziert und ineffizient erachtet wurde. Milton Erickson – ein amerikanischer Psychiater und Psychotherapeut – hatte eine ganz besondere Begabung, mit Worten, Metaphern und Geschichten zu arbeiten und diese in Verbindung zu setzen mit klientenspezifischen Persönlichkeitsmerkmalen, Fähigkeiten und Erinnerungen. Seine Arbeitsweise funktionierte für ihn sehr gut, aber nicht jeder Hypnotiseur kann seine Art der Hypnose umsetzen, vor allem, wenn man nicht das teils schwierige Leben von Erickson gelebt und sich so seine Fähigkeiten angeeignet hat sowie sich nicht tagtäglich und umfassend mit Hypnose befasst.

Dave Elman und Gerald F. Kein

Für mich jedoch funktionieren die von Dave Elman entwickelten Techniken um ein vielfaches besser und vor allem rascher, weil sie viel verständlicher strukturiert und nach klaren, reproduzierbaren Prozessschritten gestaltet sind, die in kurzer Zeit einfach zu vermitteln und zu erlernen sind. Zudem ist der Fokus ganz klar ursachenorientiert, sprich aufdeckend strukturiert.

Oder, auf den Punkt gebracht: Keine Firma der Welt könnte sich diese Ineffizienz leisten, wie sie heute im Gesundheitswesen immer noch akzeptiert wird, und wäre gezwungen, sich die neuesten prozessorientiertesten Methoden und Techniken anzueignen oder vom Markt zu verschwinden. Das Zusammenspiel von Krankenkassen, Ärzten, Pharmafirmen, Spitälern, Kliniken und Patienten im Bereich der mentalen und teils körperlichen Gesundheit ist heute sehr ineffizient und um ein Vielfaches zu teuer.

Dave Elman (1900–1967) unterrichtete über 10 000 Ärzte und Zahnärzte in den aufdeckenden Methoden. Da er selbst jedoch keinen akademischen Titel trug, entschieden sich die Ärztegesellschaften irgendwann, den Unterricht selbst in die Hand zu nehmen, was der Effizienz leider nicht zuträglich war. Zudem wandten sich die meisten den Methoden von Erickson zu, da er den für sie wichtigen akademischen Titel trug. Erickson musste auch nie die Effizienz seiner Behandlungen in den Vordergrund rücken wie Elman, weil Ericksons Therapien, da von einem anerkannten Arzt geleistet, von den Krankenkassen bezahlt wurden. Zeit war also bei seinen Methoden nicht unbedingt ein relevanter Faktor. Der Ausdruck Kurzzeittherapie wurde von ihm ganz anders interpretiert, als dies Elman verstand, der, wie Gerald Kein auch, daran glaubte, dass alles in einer Sitzung lösbar sei.

Diese Situation hat sich jedoch in den letzten 20 Jahren geändert und an dieser Veränderung arbeite ich aktiv mit. Wir verdanken Gerald F. Kein, dass der Name Dave Elman nicht in Vergessenheit geriet und sich seine Techniken heute, 50 Jahre nach seinem Buch *Findings in Hypnosis*, das heute einfach unter dem Titel *Hypnotherapy* im Umlauf ist, bei den Hypnoseanwendern immer mehr durchsetzt.

Gerald F. Kein (geb. 1939) half Dave Elman als Jugendlicher bei den Tonaufnahmen seiner Vorträge und Demonstrationen und wurde dadurch gleichzeitig geschult. Diese Tonaufnahmen existieren heute noch und zeigen beispielhaft, wie gezielt und geschickt Dave Elman arbeitete. Elman war ein großartiger Lehrmeister, der sein Wissen und seine Erfahrungen nicht für sich behalten wollte, sondern weitervermittelte und daran glaubte, dass seine Methoden das Leiden vieler verkürzen konnte.

Elman brachte Struktur in die Hypnosetherapie und erklärte, wie man gezielt auch in die tiefsten Ebenen vorstoßen konnte. Wir nutzen heute noch ganz viele seiner Techniken, die kaum verbessert werden können.

Für Gerald F. Kein gab es keine anderen Methoden als diejenigen von Dave Elman. Als er später auch andere Ausbildungen besuchte, war er sehr desillusioniert, mit welcher Ineffizienz hypnotisiert und therapiert wurde. So entschied er sich 1979, zwölf Jahre nach dem Tod Elmans, selbst eine Schule zu gründen (OMNI Hypnosis Training Center in Florida, USA) und hielt so die

Methoden und Techniken nach Dave Elman am Leben, er ergänzte und verfeinerte diese sogar noch. Ab den späten Neunzigerjahren, mit dem Aufkommen des Internets, fing der Name Elman an aufzublühen. Mehr und mehr Menschen wussten von ihm, aber viele verstanden seinen Namen nur als Synonym für eine Hypnoseeinleitung. Elman steht für so viel mehr als eine Hypnoseeinleitung. Auch heute noch gibt es viele Fachexperten, die Elman und seine Arbeit unterschätzen oder nicht einmal kennen.

Dave Elman war ein Pionier in der modernen Hypnose und Hypnosetherapie. Sein Verständnis, wie Probleme im Unterbewusstsein entstehen und wie diese auch wieder aufgelöst werden können, war schlichtweg genial. Genial auch deshalb, weil es einfach verständlich, logisch nachvollziehbar, aber auch vor allem einfach erlern- und reproduzierbar war.

Dave Elman verstand es immer wieder, seine Schüler darauf hinzuweisen, das, was er unterrichtete, als Basis zu nehmen für ihre eigenen Weiterentwicklungen und ein gelegentliches Versagen dazu zu nutzen, einfach noch intensiver an sich zu arbeiten, um aus den Fehlern zu lernen und ein besserer Hypnotiseur zu werden. Ihm war klar, dass ohne die Partnerschaft zwischen Klient und Hypnotiseur die Erfolge beschränkt bleiben konnten und es deshalb auch wichtig ist, den Klienten auf Augenhöhe zu begegnen, und nicht von oben herab. Die meisten Menschen reagieren positiv darauf, wenn sie das Gefühl haben, ernst genommen zu werden. Die Zeit, die man sich nimmt für seine Klienten, ist daher ebenfalls von großer Wichtigkeit.

Was Dave Elman dagegen schon vor 1960 erkannte, ist heute von noch größerer Bedeutung und Aktualität: »Wenn eine Hypnoseinduktion viel länger dauert als eine Spritze zu setzen, dann verwenden die Ärzte die Hypnose nicht.« Hypnotiseure nutzen Ericksons Methoden und erzielen auch Resultate, alles andere zu behaupten wäre falsch. Aber nie mit der Effizienz, der Geschwindigkeit und der Effektivität, wie es wirklich möglich wäre – wie das ein Dave Elman bereits in den Fünfziger- und Sechzigerjahren vormachte, als er über 10 000 Ärzte, Zahnärzte und Psychiater ausbildete. Es geht auch nicht darum, die eine Methode gegen die andere auszuspielen, beide haben ihr Gutes, beide können voneinander profitieren, nur ist die eine Methode der anderen klar überlegen. Obendrein hat die Verklärung Ericksons durch die Herren Zeig und Rossi, seine Schüler sowie anderen das Restliche dazu getan, dass die Hypnose so stiefmütterlich behandelt wird in unserer heutigen Zeit und dass deren breite Akzeptanz und Anwendung dadurch eingeschränkt wurden.

Solange es Hypnotiseure gibt, die meinen, eine Schnellinduktion (Blitzhypnose) hätte mit Bühnen- oder Showhypnose zu tun und somit nichts in der Hypnosetherapie zu suchen, so lange haben wir Aufklärungsbedarf. Menschen kommen nicht zu uns wegen der Hypnose, sondern wegen dem, was wir in dem Zustand tun, um ihnen zu helfen. Warum sollen wir Klienten für eine Stunde Behandlung bezahlen lassen, wovon 20–40 Minuten für eine Hypnoseeinleitung verbraucht werden, wenn das irgendwo zwischen zehn Sekunden bis vielleicht fünf Minuten machbar ist? Die Klienten sind uns übrigens dankbar, wenn sie schneller in die Hypnose gehen dürfen, denn damit haben wir mehr Zeit, uns um das zu kümmern, weswegen sie gekommen sind: für den therapeutischen Ansatz oder die *Tranceformation*.

Die Methoden nach Dave Elman sind so viel effizienter, zielgerichteter als alles, was die Hypnotiseure, die nach Milton Erickson arbeiten, für möglich hielten. Was sie bisher gelernt hatten, war oft nicht befriedigend – da langwierig oder oft auch einfach nur frustrierend. Warum gelang es Erickson, aber nicht ihnen? Weil sein Genie nicht wirklich reproduziert werden kann, darum. Die Situation wurde dann noch durch falsch verstandene Rücksicht auf die Klienten verschärft und man kam zu der Meinung, dass die direkten Methoden »zu aggressiv« und zu schnell für den Klienten wären und somit die Seele berühren könnten, was gefährlich sei. (Übrigens kompletter Humbug, der nur von Unwissen und Unverständnis der Materie zeugt!) Kein Wunder, gelang es der modernen, ursachenorientierten Hypnose und der Hypnose allgemein nie wirklich zum Durchbruch! Wir stehen jedoch kurz davor, die Hypnose und deren Therapieform völlig neu zu platzieren und sie zu einer der anerkanntesten, nachhaltigsten, natürlichen Heilmethoden zu machen und definitiv zu etablieren, lange bevor langwierige Therapien oder Medikamente oder Behandlungen notwendig werden. Die moderne, ursachenorientierte Hypnosetherapie soll fester Bestandteil in den Überlegungen werden, wenn Menschen zum Therapeuten oder Arzt gehen. In diesem Sinne ist dieses Buch auch ein Gedankenanstoß, der anregen, bewegen und (vor allem) nicht aufregen soll.

Gerald F. Kein hat in der Zwischenzeit Tausende von Hypnotiseuren ausgebildet und ist mittlerweile im Ruhestand. Die von ihm weiterentwickelten und verfeinerten Techniken überzeugen immer mehr Ärzte und Psychologen und es ist mir eine Ehre, seine Arbeit weiterführen zu dürfen. Gerald F. Kein ist zu jeder Zeit dem Kern von Dave Elman treu geblieben, dem Leitsatz »Regress to cause and fix it«, ich werde dieser Philosophie ebenfalls verbunden bleiben und sie meinen Schülern weitergeben. Gerald F. Kein, den ich aus seinen Videoschulungen seit 1997 kenne, hat in seiner Ausbildung, die ich 2006 in den USA absolvierte, immer wieder ganz klare Aus- und Ansagen gemacht. Er hat immer gesagt, dass seine Methode einfach sei, dass jeder sie erlernen könne, wenn er sich wirklich dafür interessiere; und wenn man das Gelernte konsequent anwenden werde, sich der Erfolg automatisch einstelle. Er behielt recht, wie mit so vielen anderen Aussagen.

Gerald F. Kein hat mir später, im Jahr 2007, gesagt, dass ich, sollte ich seine Methoden und diejenigen von Dave Elman unterrichten, anfänglich in Europa gegen den Strom schwimmen werde und es immer wieder Leute geben wird, die diese Methoden nicht verstehen, ja sogar bekämpfen würden, da sie für sie zu radikal wären, ja, für einige sogar eine Bedrohung darstellen würden. Er bat mich, nicht auf die Kritiker zu hören und zu insistieren, hartnäckig zu bleiben und nicht aufzugeben. Das war wirklich so, aber in der Zwischenzeit erfreuen sich die OMNI Hypnose und Hypnosetherapieausbildungen größter Beliebtheit, und immer mehr Therapeuten und Interessierte allgemein lassen sich in diesen auf Effizienz und Effektivität getrimmten Methoden der modernen Hypnose ausbilden. In der Zwischenzeit haben wir weltweit mehr als 20 Standorte, in denen diese Methoden unterrichtet werden. Dave Elman und Gerald Kein stellten eine wirklich solide Basis an Wissen zur Verfügung, die es Hunderten von Hypnotiseuren tagtäglich ermöglicht, hervorragende Arbeit zu leisten und echte Kurzzeitinterventionen durchzuführen. Es ist meines Erachtens aber noch viel mehr als das. Es ist auch eine Philosophie, eine Arbeitseinstellung, die dem Klienten zugutekommt: *Alles ist möglich in einer Sitzung. Regress to cause and fix it.*

Wer sich für weitere Hintergründe zu Dave Elman und seiner Arbeitsweise interessiert, dem empfehle ich sein Buch *Hypnotherapy* oder ein vierteiliges DVD-Set, das von seinem Sohn, Larry Elman, und mir in Zürich 2012 aufgenommen wurde. Dort wird sehr detailliert auf seine Geschichte, die Hintergründe und Techniken seiner Arbeitsweise eingegangen. Alle diese Produkte können unter anderem im HypnoShop.NET bestellt werden.

Die vier Bewusstseinsebenen und deren Komponenten – inklusive Mind Modell

Drei oder vier Ebenen?

Wie bei den Fachhbegriffen aufgeführt, sprechen wir über drei, vielleicht vier unterschiedliche Ebenen des Bewusstseins. Das Überbewusstsein könnte ein weiterer oder erweiterter Teil des Unterbewusstseins sein. Ob es eine separate Ebene ist oder nicht, kann ich nicht mit abschließender Sicherheit beantworten. Ich vermute es aber, die Resultate, die Reaktionen aus Hunderten von Sitzungen in diesen Zuständen lassen mich darauf schließen, ich kann es jedoch nicht mit absoluter Sicherheit bestätigen oder wissenschaftlich untermauern.

Ich werde das gesamte Konzept mit meinen eigenen Worten anhand des sogenannten Mind Modells von Gerald F. Kein erklären. Ich finde das die bisher einfachste, überzeugendste und schlüssigste Erklärung der Hypnose, wie sie funktioniert und warum sie funktioniert, und das ohne Verwendung unnötiger wissenschaftlicher Terminologien, die das Ganze nur verkomplizieren würden. Genau so erkläre ich meinen Klienten die Hypnose, deren Funktionsweise, die Zusammenhänge und auch die eigentliche Rolle des Klienten, wenn jemand zu mir in die Praxis kommt. Die Hypnose, die Bestandteile unseres Geistes sowie deren Funktionen und Aufgaben müssen einfach erklärt werden – nur so können sie auch verstanden werden. Wenn etwas verstanden wird, so baut das automatisch Ängste ab und Neugierde auf.

Jemand, der angstfrei vor der Hypnose ist und das auch möchte, geht in Hypnose. Noch wichtiger, als nur gerade in Hypnose zu gehen: Angstfrei zu sein durch Aufklärung und Verstehen eröffnet den Menschen die Möglichkeit, eben die Hypnose als mögliche Methode in Betracht zu ziehen, um sich helfen zu lassen, gesund zu werden, gesund zu bleiben, Heilung zu erfahren.

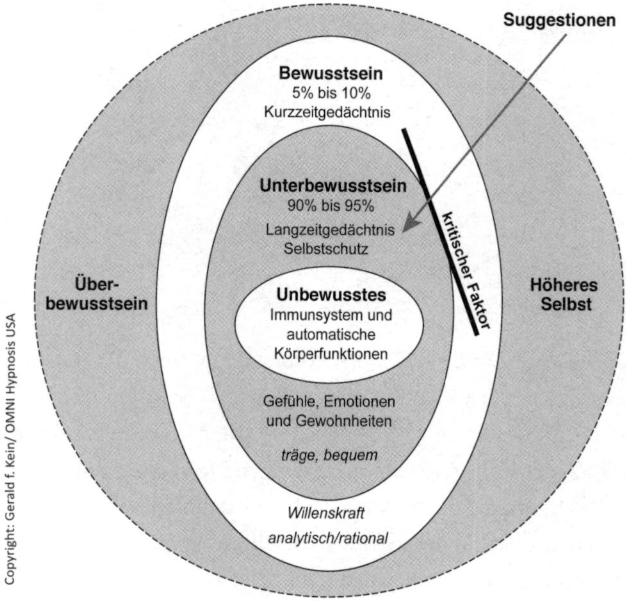

***Abbildung 1:** Das Mind Modell nach Gerald F. Kein*

Hypnose ist die Umgehung des kritischen Faktors des Bewusstseins und die Etablierung von selektivem, akzeptablem Denken.

Wenn wir uns diese Definition nun bildlich anschauen, dann wird es verständlicher (s. Abbildung 2).

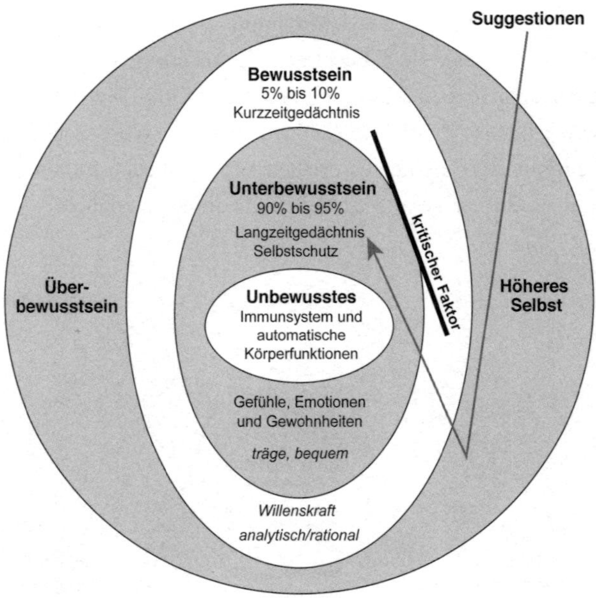

Abbildung 2: Die Umgehung des kritischen Faktors im Mind Modell

Es gibt Dutzende von Möglichkeiten, wie das geschehen kann. In 99 % der Fälle geschieht diese Umgehung völlig spontan und natürlich, ohne dass irgendeine Absicht dahinter steht. Wir erleben den Zustand der Hypnose viel öfter, als die meisten Menschen sich überhaupt bewusst sind, ja sogar tagtäglich! Darum sind Ängste völlig unangebracht, wir gehen konstant in diesen Zustand hinein und wieder hinaus. Es geht ja nur darum, dass unser Unterbewusstsein in den Vordergrund tritt und das Bewusstsein in den Hintergrund. Ein fliegender Wechsel sozusagen, und oft sind die Grenzen fließend und auch nicht immer klar gezogen. Ein erfahrener Hypnotiseur kennt und nutzt daher auch die Wachhypnose-Techniken, um seinen Klienten zu noch schnellerem Erfolg zu verhelfen. Hier nun die Beschreibung der einzelnen Bewusstseinsebenen.

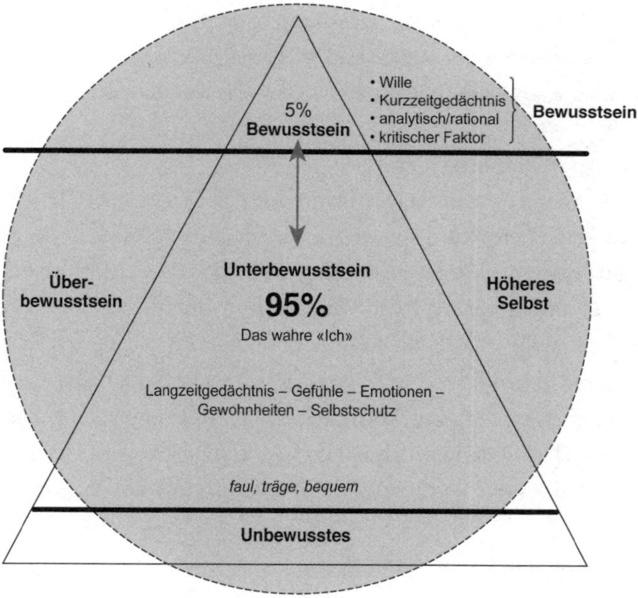

Abbildung 3: *Die einzelnen Ebenen des Mind Modells nach G. F. Kein*

Das Bewusstsein

Zuerst haben wir das Bewusstsein, das ist der Zustand, in dem wir uns gerade befinden und uns auch die meiste Zeit aufhalten – es ist sehr logisch, analytisch, rational. Das Bewusstsein ist jedoch nur gerade mal für 5 % bis 10 % von dem verantwortlich, wer, was und wie wir sind. Nicht mehr.

Kurzzeitgedächtnis

Im Bewusstsein liegt das Kurzzeitgedächtnis. Das ist so eine Art Kurzzeitspeicher, in dem alles gespeichert ist, was uns hilft, durch den Tag zu kommen. So zum Beispiel der geplante Tagesablauf, wie komme ich zur Arbeit und wieder zurück, Handynummern oder solche Dinge. Nicht mehr – eben das Kurzzeitgedächtnis.

Wille/Willenskraft

Dann haben wir im Bewusstsein noch den Willen oder die Willenskraft. Den Willen kennen wir alle – kurzfristig können wir uns ganz bewusst anstrengen, etwas zu tun oder etwas nicht zu machen, aber langfristig fallen wir zurück in alte Muster, weil konstanter Wille einfach nicht existiert und über einen längeren Zeitraum auch ermüdet. Der Wille verliert über die Zeit praktisch immer im Kampf mit dem hochintelligenten, aber spontanen und jugendlichen Unterbewusstsein. Da ist das Kräfteverhältnis vom Bewusstsein zum Unterbewusstsein einfach zu groß, fast chancenlos.

Logisch, analytisch, rational

Neben dem Willen haben wir folgendes Charakteristikum des Bewusstseins: Es ist logisch, analytisch und rational. Es versucht, für alles immer eine logische Begründung zu finden, eine Erklärung, warum wir ein Problem haben, etwas machen, empfinden oder wahrnehmen. Nehmen wir also an, dass Sie hier auf dem bequemen Sessel liegen – plötzlich wird Ihnen bewusst, dass Sie frieren, Sie merken, dass es zieht. Sie schauen sich um und sehen, dass das Fenster offen ist. Sie stehen selbst auf oder bitten mich, das Fenster zu schließen, und das Problem ist gelöst. Nur ist das kein wirkliches Problem. Echte Probleme sind Dinge wie Asthma, Migräne, eine Depression oder eine Phobie, Stottern oder ein Zwang. Das sind echte Probleme.

Der Grund jedoch, den mir die Menschen nennen, warum sie ein Problem haben, ist in den meisten Fällen falsch. Wir glauben zu wissen, warum wir ein Problem haben, aber die wahre Ursache liegt oft tief verborgen im Unterbewusstsein und wir können mit unserem logischen, analytischen Verstand die Logik des Unterbewusstseins nicht nachvollziehen. Ein Klient sagt zum Beispiel: »Ja, ich bin depressiv, weil mein Mann/meine Frau mich verlassen hat.« Das ist der bewusste, rationale Verstand, der mir das erzählt oder es wurde dem Klienten so eingeredet, sprich diagnostiziert.

Das mag der sogenannte FSE (Final Sensitizing Event) sein, ist aber nicht der wahre Grund, weshalb jemand überhaupt erst depressiv wurde. Diese Geschichten interessieren mich nicht oder nur am Rande, da höre ich meist nicht wirklich zu. Wenn das alles zutreffen würde, was mir die Klienten alles so erzählen, woher ihre Probleme stammen, warum sie ein Problem haben, so hätten die meisten Menschen die Probleme gar nicht. Ich mache ja Hypnose und keine Psychotherapie. Für Gesprächstherapien sind andere zuständig. Je mehr ich dabei zuhören würde, desto mehr könnte ich mich beeinflussen lassen und auf die falsche Fährte geführt werden. Das will ich nicht und das hilft dem Klienten nicht weiter. Viele haben vorher schon etliche Sitzungen hinter sich gebracht, in denen sie wieder und wieder über ihre Probleme gesprochen haben, aber wenn es etwas genutzt hätte, wären sie ja nicht bei mir.

Das ist wie bei einem Fass, bei dem der Ablauf verstopft ist und das sich nun Tropfen um Tropfen füllt. Irgendwann fällt dann der eine Tropfen, der das Fass zum Überlaufen bringt – warum sollte ich mich also auf diesen Tropfen (Symptom) konzentrieren? Ich muss den Pfropfen, der den Ablauf überhaupt erst verstopft hat, lösen, damit das Wasser wieder ganz normal abfließen kann. Das ist die Ursache, und nicht der letzte Tropfen, der das Fass zum Überlaufen gebracht hat. Aber daran können sich die meisten Menschen erinnern, und darauf konzentrieren sich viele andere Therapieformen. In der aufdeckenden Hypnose spielt dieser Tropfen eine völlig untergeordnete Rolle.

Der wahre Grund, der Propfen, sitzt tief verborgen im Unterbewusstsein und in 95 % der Fälle liegen die Menschen mit ihren selbst aufgestellten Thesen oder bekommenen Diagnosen einfach daneben. Ein Problem ist erst wirklich gelöst, wenn es im Unterbewusstsein aufgelöst oder neutralisiert wurde, und das funktioniert viel einfacher, als man es sich landläufig vorstellt oder einem vermittelt wird.

Der kritische Faktor

Wir haben noch etwas im Bewusstsein, das nennt sich »kritischer Faktor«. Dieser kritische Faktor ist wie ein Angestellter des Unterbewusstseins, der jedoch im Bewusstsein sitzt. Dort funktioniert er wie ein Türsteher, ein Filter oder wie eine Firewall, um die Computersprache zu nutzen. Dieser kritische Faktor ist wirklich gut in dem, was er macht. Er filtert alle positiven und negativen Suggestionen, die von außen kommen, und macht eine erste Analyse, ob sie sinnvoll oder falsch sind. Danach nimmt er diese gefilterte Suggestion und kommuniziert sie hinunter ins Unterbewusstsein. Wir wissen nicht, wie das geschieht, wir wissen einfach, dass es geschieht.

Das Unterbewusstsein

Damit kommen wir zum Unterbewusstsein. Hochintelligent, jedoch sehr spontan und jugendlich, nicht immer logisch und konsequent. Es hat vor allem seine eigene Logik, die sich unserem Bewusstsein verschließt. Das Unterbewusstsein ist für 90 %–95 % verantwortlich von dem *wer, was* und *wie* wir sind. Dort ist das *wahre ICH* zu Hause. Dahin gehen wir mit der Hypnose und behandeln die Themen, in denen die relevanten Programmierungen stecken, die wir rein mit unserem bewussten Verstand einfach nicht lösen können.

Das Langzeitgedächtnis

In der Hypnose wird die gefilterte Suggestion weitergereicht ins Unterbewusstsein. Dieses vergleicht dann die Suggestion mit der Langzeitprogrammierung der Person, die im Langzeitgedächtnis abgelegt ist. Hier ist alles abgespeichert, was wir je mit unseren fünf oder sechs Sinnen wahrgenommen haben. Folglich alles Erlebte, inklusive der Ereignisse aus der pränatalen Zeit, also vorgeburtlich.

Nehmen wir an, wir hätten einen Raucher. Der sagt sich, rauchen ist ungesund, stinkt, ist teuer, meine Kinder reklamieren und im Winter muss ich raus in die Kälte, um zu rauchen. Das sind alles *logische* Gründe, warum er aufhören sollte. Also sagt er sich: »Ich höre auf zu rauchen, weil ...« Das ist eine Suggestion. Diese Suggestion geht nun durch den Filter, genannt kritischer Faktor, der kurz prüft, ob sie sinnvoll ist oder nicht – und ja, auf der bewussten, analytischen Ebene wäre es gut, mit dem Rauchen aufzuhören. Also wird die Suggestion durchgelassen zum Unterbewusstsein. Dieses geht nun hin und vergleicht die Suggestion mit der Langzeitprogrammierung, die im Langzeitgedächtnis abgelegt ist.

Die Langzeitprogrammierung hat aber ihre ganz eigene Logik und darin ist *ungesund, teuer oder Gestank* beim Raucher nicht aufzufinden. Die Logik dort sagt: Ich fühle mich akzeptiert in der Gruppe, wenn ich rauche, es beruhigt mich oder ich tue etwas Verbotenes oder fühle mich erwachsen oder sich den Mund verbieten – was auch immer da abgespeichert ist, wird nun verglichen mit der Suggestion »Ich höre auf zu rauchen, weil ...« Diese beiden Suggestionen korrespondieren nicht miteinander, sondern prallen aufeinander, also Langzeitprogrammierung versus Suggestion. Wer gewinnt wohl? Ja, genau, das Unterbewusstsein, immerhin ist es ja verantwortlich für 90 %–95 % von dem wer, was und wie wir sind. Also wird die Suggestion abgelehnt und es tritt keine Veränderung ein. Der Raucher, der eigentlich aufhören möchte, bleibt auf der alten Programmierung sitzen. Wohin kann er sich dann wenden? Klar, zum Willen. Aber wir wissen ja, wie es sich mit dem Willen verhält. Kurzfristiger Erfolg kann durchaus eintreten, aber über einen längeren Zeitraum wird sich fast immer die Langzeitprogrammierung durchsetzen, und die heißt: Raucher.

Der Raucher zwingt sich dann zum Aufhören, ähnlich wie die Person, die abnehmen möchte. Er kann sich gut und gern ein paar Wochen, vielleicht sogar ein paar Monate als Ex-Raucher durchschlagen. Aber wie das Wort schon sagt, er ist mehr Ex-Raucher als Nichtraucher. Ein Nichtraucher verspürt nicht das Bedürfnis zu kompensieren. Ex-Raucher eben schon sehr oft. Vielleicht nehmen sie zu, kauen Fingernägel, werden rastlos oder gewöhnen sich sonst eine ungesunde Alternative zur Zigarette an. Irgendwann ist der Ex-Raucher in einer Stresssituation, kombiniert mit dem Angebot einer Zigarette und schon hat er wieder eine Zigarette im Mund, ohne dass er das auch wirklich gewollt hätte. Der Zyklus beginnt von vorn. Dann reicht es ihm wieder, er hört auf, ein paar Wochen oder Monate später fängt er wieder an. Das kann sich zwei, drei, vielleicht viermal wiederholen und dann resigniert er und sagt sich: »Es ist halt so, ich bin ein Raucher.« Auch das ist eine Suggestion, die durch den

Filter des kritischen Faktors hindurchgeht, sie trifft auf den Vergleich im Langzeitgedächtnis und dort steht es ja schon: ist Raucher. Somit geschieht was? Die Langzeitprogrammierung wird bestätigt und zugleich auch verstärkt.

Je öfter jemand aufhört und wieder anfängt mit Rauchen, desto stärker wird die Programmierung im Unterbewusstsein und desto geringer auch der Widerstand, nicht erneut anzufangen. Zudem werden meist auch die Intervalle kürzer. Wenn ein Raucher es geschafft hat, sagen wir mal für sechs Monate aufzuhören und er dann wieder anfängt, so schafft er den Entzug das nächste Mal vielleicht gerade noch sechs Wochen, bis er einen Rückfall erleidet. Beim dritten Mal dauert es vielleicht nur sechs Tage und beim vierten Mal sagt er sich beim Frühstück, dass es doch wieder Zeit wäre aufzuhören. Spätestens im Auto auf dem Weg zur Arbeit ist der nächste Glimmstängel bereits wieder in seinem Mundwinkel. Er hat resigniert und sein Glaubenssatz: »Ich bin halt ein Raucher«, wird weiter gefestigt mit jeder Zigarette, die er raucht – das Unterbewusstsein freut sich, denn es sieht seine Langzeitprogrammierung bestätigt.

Stellen Sie sich also vor, alles, was Sie je mit Ihren Sinnen wahrgenommen, gehört, gespürt oder gefühlt, gesehen, geschmeckt und gerochen haben, ist in Ihrem Unterbewusstsein abgespeichert. Vielleicht kennen Sie ja diesen Effekt. Sie hören irgendeine Musik oder riechen ein Essen und plötzlich werden Sie wie zurückkatapultiert in Ihre Vergangenheit und denken: »Wow, so hat meine Großmutter gekocht«, oder: »Zu dieser Musik haben wir im Kindergarten getanzt«, was auch immer. Gefühle kommen hoch, vielleicht sogar Bilder, und es ist, als ob es noch einmal geschehen würde. Und das, obwohl Sie gedacht haben, dass diese Erinnerungen längst vergessen wären. Sie werden durch einen externen Stimulus in die Bewusstseinsebene gespült – sprich ein Geruch, ein Geräusch, eine Berührung oder ein Bild haben dazu geführt, dass in ihrem Hirn Synapsen zusammengeschaltet wurden. Diese haben dadurch eine Erinnerung hervorgerufen, von der Sie geglaubt haben, dass sie längst verloren wäre, und Sie wundern sich dann, wie das geschehen konnte. In Ihrem Unterbewusstsein sind alle diese Dinge abgespeichert. Dieses Phänomen beruht jedoch auf Zufall. Wir aber fügen die Hypnose hinzu und können den Zufall eliminieren; wir können ganz gezielt zu irgendeinem Punkt in Ihrem Leben zurückgehen und Sie können alles noch einmal erleben, als ob Sie es zum ersten Mal erleben würden.

Das ist das Langzeitgedächtnis. Sehr faszinierend.

Der Selbstschutz

Jetzt kommen wir zum wichtigsten Teil unseres Unterbewusstseins. Dem Selbstschutz. Er beschützt uns vor echten, aber auch vor eingebildeten Gefahren. Stellen Sie sich vor, wir hätten hier in der Praxis noch eine weitere Person. Eine, die panische Angst vor Schlangen hat. Und jetzt stellen Sie sich vor, da kommt eine Schlange in die Praxis gekrochen. Finden wir übrigens alle drei nicht unbedingt lustig, aber der Schlangenphobiker, der hat seine Emotionen ab diesem Moment nicht mehr im Griff. Wahrscheinlich springt er auf den Tisch, zittert und kann sich nicht mehr wirklich kontrollieren. Wir beide lösen dann, nach dem ersten Schreck, irgendwie das Problem mit der Schlange.

Gleiche Situation, nur jetzt wirft jemand so eine Jahrmarkt-Gummischlange in die Praxis. Über unsere Augen nehmen wir zuerst wahr: Achtung, Schlange! Der Schlangenphobiker springt sogleich wieder auf den Tisch, zittert, kann nicht mehr klar denken und handeln. Wir beide können dann sogar lachen und ihm die Gummischlange unter die Nase halten. Aber das macht das

Ganze nur noch schlimmer für ihn, sein Unterbewusstsein kann nämlich den Unterschied zwischen echt und eingebildet nicht erkennen. Für ihn ist diese Angst, obwohl eingebildet, echt. Auch wenn wir mit ihm reden und ihm alles erklären, kann er sich in diesem Moment nicht wehren, die Gefühle setzen den Verstand aus und somit jegliche Logik.

Oft werden Phobikern noch Vorwürfe gemacht, dass sie sich doch zusammenreißen sollen, aber diese Menschen können wirklich nichts dafür. Der Selbstschutz in ihrem Unterbewusstsein hat einen Auftrag, und der heißt: ÜBERLEBEN, und das geschieht entweder durch *Kämpfen, Flüchten* oder *Totstellen*. Dieser Selbstschutz, dieser Überlebensinstinkt, ist extrem wichtig für jedes Lebewesen. Wenn wir ihn nicht hätten, dann würden wir konstant Dinge tun, die womöglich lebensbedrohlich wären, und unsere Art wäre vom Aussterben bedroht. Nur ist er bei gewissen Menschen in einigen Belangen einfach hyperaktiv. Vielleicht gab es vor langer Zeit mal einen Grund, so zu reagieren, aber die Gefahr ist schon längst vorbeigezogen, nur, warum ist diese Angst oder Panik noch da?

Warum gehen negative Programmierungen so viel einfacher in unser Hirn als positive? Das lässt sich relativ leicht erklären. Wir müssen negative Dinge, wie eine Gefahr, viel schneller verarbeiten können und uns merken als positive Dinge. Das dürfte aus der Evolution kommen, als es noch darum ging, dem Säbelzahntiger auszuweichen, weil die letzte Begegnung einen Arm gekostet hat; die roten Pilze mit den weißen Punkten nicht noch einmal zu essen, weil einem übel wurde; der Schlange aus dem Weg zu gehen, nachdem sie jemanden gebissen hat und der daran gestorben ist. Das ist viel *lebens*-wichtiger als den Sonnenuntergang zu genießen oder jemandem zu vertrauen. Wir haben über die Jahrtausende gelernt, viel rascher auf negative Reize zu reagieren als auf positive Erfahrungen. Damit dieser Lerneffekt gesichert ist, verknüpfen sich die Synapsen in unserem Hirn auch so rasch. Diese Verbindungen wieder aufzulösen, braucht ebenfalls Aufwand. Oft muss der größer sein als der eigentliche Auslöser. In der Hypnose ist das möglich.

Phobiker haben nicht wirklich eine Schlangen-, Spinnen- oder wie auch immer geartete Phobie. Diese Phobien und Ängste gibt es in Tat und Wahrheit gar nicht. *Es gibt nur die Angst vor der Angst* und irgendwann, in einem emotionalen Moment, hat das Unterbewusstsein das Gefühl der Angst auf etwas projiziert. Mal ist es das Fliegen, mal sind es Spinnen, Spritzen, Zahnärzte, was auch immer, aber am Schluss ist es immer nur die Angst vor dem Gefühl der Angst. Die Behandlung solcher Ängste ist normalerweise eine Sache von einer halben Stunde, maximal von drei. Natürlich gibt es auch mal den komplexeren Fall, aber der ist eher selten.

Der normale, angeborene Selbstschutz, also nicht der hyperaktive oder fehlprogrammierte, funktioniert übrigens auch in der tiefsten Hypnose immer noch sehr gut. Sollte ich also irgendetwas während der Hypnose von Ihnen verlangen, was gefährlich oder unmoralisch wäre, kann nichts passieren. Also, hier einfach noch einmal zur Bestätigung: Ich kann Sie zu nichts zwingen, was Sie selbst nicht wollen. Ist beruhigend, oder?

Gefühle und Emotionen

Neben dem Selbstschutz haben wir auch noch Gefühle und Emotionen im Unterbewusstsein. Es gibt die guten, positiven Gefühle, die, die wir mögen wie zum Beispiel Liebe, Wärme, Glück, Geborgenheit, Gemeinsamkeit, Entspannung usw. Dann gibt es noch die Gefühle, die wir als unangenehm empfinden, wie Wut, Hass, Schuld, Angst, Einsamkeit, Verunsicherung, Schmerz. Wenn diese Gefühle lange genug anhalten, dann können sie sogar zu organischen Veränderungen führen, wie Magengeschwüren, Reizdarm, Krebs usw. Der Körper reagiert irgendwann auf diesen Stress, und was er dann macht, ist nur sehr schwer vorhersehbar. Oft sind diese negativen Gefühle im Unterbewusstsein latent anwesend und wir nehmen sie erst wahr, wenn sie sich in Form eines Symptoms zeigen. Wir bringen aber meistens diese Gefühle nicht mit dem Symptom in Verbindung, und umgekehrt.

Gewohnheiten

Zudem sind die Gewohnheiten in unserem Unterbewusstsein beheimatet und davon gibt es genau drei: Gute Gewohnheiten, schlechte und 95 % der Gewohnheiten sind rein *nützliche*.

Wenn Sie morgens aufwachen, liegen Sie dann im Bett und überlegen sich: »Ach, welches Bein nehme ich noch mal zuerst zum Aufstehen?« Nein, Sie nehmen einfach eins. Oder wenn Sie Ihre Schuhe binden – da überlegen Sie auch nicht, sondern Sie machen es. Erst wenn man kleinen Kindern beim Lernen zuschaut, wie man Schuhe korrekt bindet, sieht man den geistigen Kraftakt. Da sollte man dann nicht noch fragen, ob sie lieber einen Apfel oder eine Birne wollen – es ist Entweder-oder – Schuhe binden oder Frage beantworten.

Oder erinnern Sie sich an Ihre ersten Fahrstunden? Gas, Kupplung, Bremse, Lenkrad, Schaltung, Rückspiegel, Seitenspiegel und dann erkundigt sich der Fahrlehrer noch, wie das Wochenende war – das war es dann für Sie: verschaltet und Motor abgewürgt. Und wie fahren Sie heute? Sie steigen ein und fahren einfach los, womöglich erledigen Sie gedanklich währenddessen noch ganz viele Dinge oder Sie essen gleichzeitig. Sie machen sich gar keine Gedanken mehr darüber. Es ist eine Gewohnheit geworden.

Also, die guten Gewohnheiten wollen wir behalten, ebenso die nützlichen. Die gute Nachricht zu den schlechten Gewohnheiten ist:

»Alles, was Sie sich angewöhnt haben, können Sie sich auch wieder abgewöhnen!« *Gerald F. Kein*

Die Menschen werden nicht mit der Angst vor dem Fliegen geboren oder dem Zwang, Zigaretten rauchen zu müssen. Deren Mutter hat sie auch nicht, um sie zu beruhigen, mit Zigaretten ruhig gestellt, als sie drei Jahre alt waren. Nein. Das haben diese Menschen in einem Moment der *»absoluten geistigen Umnachtung«* so entschieden, als sie XX Jahre alt waren, und dann kommen sie irgendwann und wollen sich das Rauchen wieder abgewöhnen. Aber aus dem Nichtraucher ist im Unterbewusstsein schon lange ein Raucher geworden.

Wichtig ist in diesem Zusammenhang, dass alles, was Sie sich irgendwann und irgendwie in Ihrem Leben angewöhnt haben, Sie sich auch wieder abgewöhnen können!

Faul, träge und bequem

Jetzt haben wir noch ein kleineres Problem: Obwohl das Unterbewusstsein hochintelligent und jugendlich ist, so ist es relativ faul, träge und bequem und möchte sich nicht wirklich verändern, denn Veränderung bedeutet Aufwand, und das passt dem Unterbewusstsein nicht. Es hat schon mit beträchtlichem Aufwand die derzeit aktuellen Programmierungen erstellt – jetzt diese umzuprogrammieren hat es einfach kaum Lust.

Das Unbewusste

Dann ist da noch das Unbewusste. Das hat, je nachdem, mehr oder weniger zu tun mit der Hypnose. Im Unbewussten sind alle unsere automatischen Körperfunktionen zu Hause, wie Herzschlag, Atmung, Reflexe, Immunsystem, Verdauung, Blutdruck, Produktion von Hormonen und so weiter. Wir können das Unbewusste anhand der Hypnose nicht direkt beeinflussen, wir können nur indirekt via Unterbewusstsein Einfluss nehmen. Wir können also nicht plötzlich das Herz zum Stillstand bringen oder die Atmung aussetzen. Das geht nicht und ist natürlich auch gut so.

Wir können aber das Unbewusste positiv beeinflussen, wenn es zum Beispiel darum geht, jemanden auf eine Operation vorzubereiten oder diese nachzubereiten. Es ist an einigen Krankenhäusern üblich, ganze Operationen nur mit Hypnose, ohne jegliche anästhetischen Mittel oder gar Narkose, durchzuführen.

Zahnärzte können bei ihren Patienten Blutungen stillen, Schmerzen vermeiden, den Speichelfluss oder den Würgreflex reduzieren, sie können Zähne ziehen, Implantate setzen, bohren bis hinunter auf die Pulpa (Wurzel), und all das, ohne Anästhetika zu spritzen – nur mit der Hypnose. Zudem können sie die Wundheilung positiv beeinflussen, so dass bis zu 50 % schnellere Genesungen absolut im Bereich des Möglichen liegen.

Bei Menschen, die an Krebs oder ähnlichen Herausforderungen erkrankt sind, kann man mit der Hypnose die normalen medizinischen Ansätze begleiten und positiv unterstützen. Wir können das Immunsystem stärken, Stress, der einhergeht mit der Diagnose, helfen zu managen, aber auch die seelisch-emotionalen Ursachen herausfinden und auflösen, warum so etwas überhaupt entstehen konnte. Die Hypnose kann extrem viel. Wir haben noch so viel zu lernen, aber wir können auf dem, was wir wissen, auf- und ausbauen. Die Grenzen dessen, was möglich ist, gilt es noch zu erforschen, aber vieles von dem, woran zum Teil an Universitäten oder anderen Instituten noch geforscht wird, wissen wir schon lange. Es funktioniert und wir wenden es im Alltag schon seit Jahren erfolgreich an.

Das Überbewusstsein

Da wäre dann noch das Überbewusstsein, als vierter und letzter Bestandteil unseres Hirns oder Geistes. Ob es dieses überhaupt gibt, ob es eventuell Bestandteil des erweiterten Unterbewusstseins ist oder nicht, können wir noch nicht abschließend beantworten, aber viele Menschen glauben daran, ja sind sogar überzeugt davon, dass es das Überbewusstsein geben muss. Einige erachten es als spirituelle Erfahrung, andere als einfach unglaublich beruhigend, wieder andere machen damit sogar religiöse Erfahrungen. Jeder Mensch nimmt es ein wenig anders wahr, es kommt stark darauf an, wie das Weltbild eines jeden ist. Wenn wir Klienten in diesen Bereich führen, dann sind Selbstfindung, Eingebungen bis hin zu Spontanheilungen und vieles mehr möglich. Ein riesiges, spannendes Gebiet, das uns noch Jahre spannender Forschung und überraschender Resultate liefern wird.

Im Zweifelsfall lasse ich die Erklärung zum Überbewusstsein oft einfach weg, da es mehr Fragen aufwirft als wirklich sinnvoll oder zielführend ist, um dann mit dem Klienten erfolgreich arbeiten zu können. Häufig ist der Bereich des Überbewusstseins eine philosophisch angehauchte Thematik, in der dann kulturelle Hintergründe, Glauben, Weltbild oder Religion ins Spiel kommen, und das ist für die Therapie selbst nicht förderlich, aber auch nicht erforderlich.

Symptome und ihre Ursachen

Das Unterbewusstsein ist der Sitz des wahren Ichs. Dort sind alle Probleme beheimatet, aber auch deren Lösungen. Eine Konzentration auf das Problem bewegt sich immer auf der Symptomebene, sprich dem Bewusstsein. Mit Logik und Wille lassen sich nur ganz selten Probleme im Unterbewusstsein langfristig lösen und das hat nichts mit Willensschwäche, Unfähigkeit oder Dummheit zu tun – wie will man mit 5 % des Gesamten gegen 95 % antreten? Das Unterbewusstsein ist eine immense Übermacht. Sie können es sich ungefähr so vorstellen, als versuche einer gegen elf andere ein Fußballspiel zu gewinnen. Er kann vielleicht mal einen Glückstreffer erzielen, aber in den meisten Fällen ist der Misserfolg vorprogrammiert. Eine Veränderung im Unterbewusstsein hat erst wirklich stattgefunden, wenn die Langzeitprogrammierung erfolgt ist. Alles andere ist meist nur von temporärem Erfolg und oft von langwierigen Gesprächen auf der bewussten Ebene begleitet, zudem sehr frustrierend für den Klienten.

Dave Elman stellte völlig richtig fest: »*Every symptom has a cause*« (Jedes Symptom hat einen Auslöser). Dieser Auslöser sitzt im Unterbewusstsein, zu wahrscheinlich 95 % komplett verborgen vor dem Wissen und Verstehen der betroffenen Person oder eines Therapeuten mit seiner eigenen Logik, die wir mit dem bewussten, rationalen Ansatz nie und nimmer lösen können.

Die Wahrheit für jedes Symptom sitzt im Unterbewusstsein. Es ist ihm völlig egal, was wir glauben oder was man uns erzählt, was die Ursache eines Problems ist, wirklich wissen tut das nur das Unterbewusstsein selbst – der Rest ist Rätselraten.

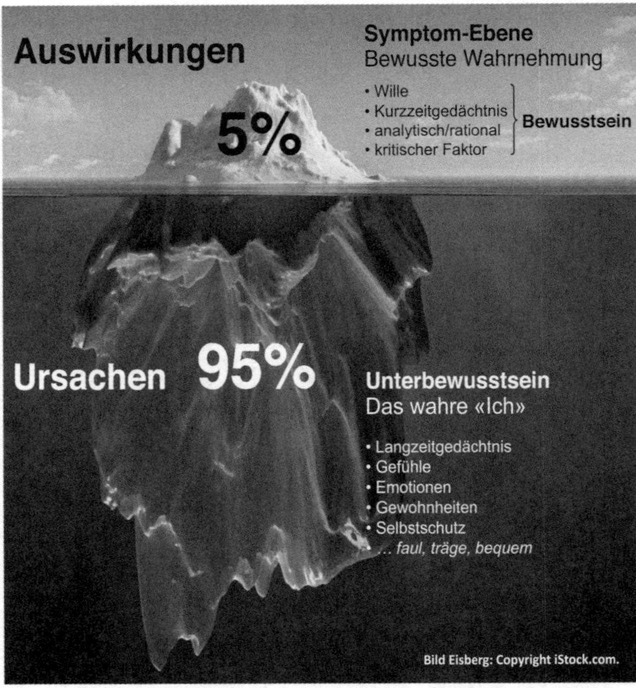

Abbildung 4: *Alternative Darstellung Bewusstsein im Kräftevergleich zum Unterbewusstsein*

Wie und wann entstehen Probleme oder ISEs?

Einen FSE (Final Sensitizing Event) können viele Menschen oft ganz klar als solchen identifizieren. »Meine Depressionen haben angefangen, als meine Frau mich verlassen hat.« Oder: »Diese Panik, vor Menschen zu sprechen, kam wie angeworfen, als ich ein wichtiges Projekt in der Firma der Direktion vorstellen musste. Mein Hals schnürte sich wie zu und meine Stimme versagte. Jetzt habe ich konstant Angst, vor anderen Menschen zu sprechen.«

Um noch einmal auf mein Beispiel mit dem Fass zurückzukommen, ist dies nur der Tropfen, der das (verstopfte) Fass zum Überlaufen brachte. Es ist nicht die Ursache. Es handelt sich hierbei auch nur um das Symptom, das die Menschen ab einem gewissen Moment wahrnehmen. Es ist das erste Mal, als sie bewusst zu spüren bekamen, dass etwas nicht stimmt. Dass der eigentliche Auslöser, der Ursprung des Problems, jedoch viel weiter zurückliegt, das können sie gar nicht wissen oder ahnen, sie nahmen es ja erst bewusst wahr, als das Unterbewusstsein dem Bewusstsein zeigte, dass etwas nicht stimmt.

Diese Logik zu verstehen, geschweige denn, das Problem selbst aufzulösen, ist für den Laien natürlich nicht gegeben, wie auch! Wenn sogar Psychotherapeuten, Psychiater und Ärzte sich auf das Problem, sprich das Symptom, konzentrieren, wie soll das dann der oder die Betroffene können? Ein Hypnotiseur stellt keine Diagnosen – das ist Angelegenheit von Ärzten oder dafür qualifizierten Personen –, aber Diagnosen sind in vielen Fällen nichts anderes als ein Etikett, mit dem der Klient dann durch die Gegend irrt und Rat und Genesung sucht. Diagnosen beruhen auf etwas, was sichtbar ist. Aber was nützt das nun jemandem, wenn er die Diagnose »Depression« oder Ähnliches erhält? Die Diagnose selbst hilft nur bedingt weiter, aber was im Anschluss daran geschieht, ist schon verwunderlich. Nur zu oft wird dann anhand unzähliger und langwieriger Gespräche gerätselt, Hypothesen werden aufgestellt und diskutiert, was wohl das eigentliche Problem sein könnte, und welches wohl der bestmögliche Ansatz dafür wäre. Diese Gespräche bewegen sich jedoch zu 95 % auf der Bewusstseinsebene, auf der das Symptom bemerkt wird, die Ursache aber unterlag der ursprünglichen Logik des Unterbewusstseins.

Ich möchte es Ihnen hier anhand eines Beispiels beschreiben, das ich ab und zu nutze, um Schülern oder Klienten die Funktionsweise und Interaktion zwischen Bewusstsein und Unterbe-

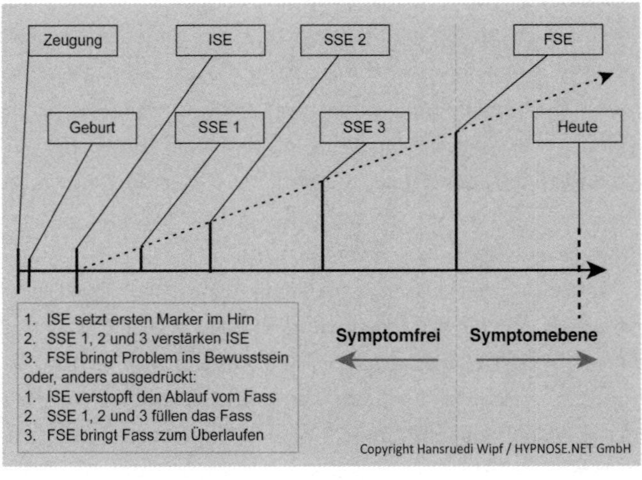

Abbildung 5: *Reihenfolge der Entstehung des Symptoms*

wusstsein zu erklären, und welches darstellt, dass deren jeweilige Logik komplett unterschiedlicher Natur ist.

Beispiel: Die Bibliothek

Nehmen wir an, ein Vater möchte seinem fünfjährigen Sohn abends eine Gutenachtgeschichte vorlesen. Er hat aber kein geeignetes Buch. Zum Glück ist neben ihrem Haus gerade die weltgrößte Bibliothek beheimatet, mit über einer Milliarde Bücher.

Der Vater geht hin, und nach längerem Suchen findet er das Buch vom Strubbelpeter (Struwwelpeter) mit der Geschichte vom »Zappel-Philipp«, geschrieben von Heinrich Hoffmann um 1845 herum. Er geht nach Hause und liest seinem Jungen die Geschichten darin abends vor.

Wie das so ist im Leben, die Zeit verrinnt und der Rückgabetermin naht. Der Vater muss jedoch auf Geschäftsreise, möchte den Termin aber nicht verpassen. Er wendet sich also an seinen fünf Jahre alten Sohn und trägt ihm auf, das Buch heute nach der Rückkehr aus dem Kindergarten persönlich in die Bibliothek zu bringen. Der Junge versteht, was er machen soll und gut ist.

Zurück am Nachmittag aus dem Kindergarten, der Kleine kann noch nicht lesen, nimmt er das Buch und bringt es zur Bibliothek, die ja gleich nebenan ist. Dort angelangt, erwischt er eine Zeit, in der die Bibliothekarin gerade Pause macht und er niemanden vorfindet, der ihm behilflich sein könnte bei der Rückgabe des Buches. Pflichtbewusst wie er ist, er möchte seinen Vater ja nicht enttäuschen, sorgt er selbst für Ordnung. Er sieht, dass das große Gebäude einen Lift hat. Er steigt ein und sieht 20 Knöpfe – da er selbst noch nicht sehr groß ist oder lesen kann, aber weiß, wie ein Lift funktioniert, drückt er den Knopf, der für ihn gerade noch erreichbar ist. Der Lift bringt ihn in den 5. Stock – Kinderbücher sind aber im 12. Stock untergebracht.

Er steigt im 5. Stock aus und läuft ein wenig verloren zwischen den vielen Regalen voller Bücher umher. Nirgendwo sieht er zunächst einen freien Platz für sein Buch, doch da, vier Reihen weiter hinten, findet er eine Lücke – aber die ist wieder viel zu weit oben, als dass er das Buch dort unterbringen könnte. Also entscheidet er sich, da auf Augenhöhe gerade ein weiteres Buch in derselben Farbe steht, sein Buch da hineinzuzwängen. Uuups, passt doch nicht, also knien und mit Kraft einfach da, wo es gerade geht, hineinschieben, auch da ist ja die Farbe vom Umschlag gleich. Auftrag erfüllt! Und erst noch zwei gleichfarbige Bücher zusammen! Toll!

Ein paar Monate später, ein anderer fürsorglicher Vater hegt denselben Wunsch, seinem Sohn aus diesem Buch vorzulesen. Er geht in die Bibliothek, 12. Stock für Kinderbücher, und fängt an zu suchen – er kann das Buch nicht finden. Er wendet sich an die Bibliothekarin, die sich gemeinsam mit ihm auf die Suche macht – selbstverständlich wieder im 12. Stock. Nachdem sie dort nichts finden, wird alphabetisch auf der Suche nach dem Titel geforscht und alle Reihen und Stockwerke mit dem Buchstaben »S« werden abgesucht. Kein Erfolg. Ja, dann wurde es eventuell unter dem Namen des Autors eingereiht – und wieder endet die Suche erfolglos. Vielleicht im Bereich für altertümliche Sagen oder womöglich gar Schauergeschichten?

Sie sehen – wir werden die Logik des Kindes mit der Logik der Erwachsenen nie verstehen – 5. Stock, weil der Knirps nur bis dorthin mit seinen Fingern reichen konnte. Regal auf Augenhöhe, weil er keinen leeren Platz fand, aber farblich völlig stimmig, weil das Buch nebenan ähnlich war.

Symbolisch steht das Kind natürlich für unser spontanes, jugendliches, aber nicht immer konsequentes und diszipliniertes

Unterbewusstsein und der Vater und die Bibliothekarin für die Erwachsenen und das rationale Bewusstsein, die mit ihrer eigenen Logik und Lebenserfahrung versuchen, das Problem analytisch, rational zu lösen. Ohne dass wir das Kind hinzuziehen und es befragen, werden wir nie und nimmer auf die Lösung kommen. Das Kind hat in diesem Moment alles richtig gemacht – Auftrag erfüllt –, Buch zurückgebracht. Nur, diese Logik 20, 30, 40 oder 50 Jahre später wieder nachvollziehen zu können, ist praktisch ein Ding der Unmöglichkeit geworden – außer wir nutzen die Hypnose, denn in der Hypnose haben wir die Fähigkeit, unser Erinnerungsvermögen viel gezielter einzusetzen (Hypermnesie) und der Angelegenheit auf die Spur zu kommen. Sobald wir dann das Buch mit der Logik des Kindes wiedergefunden haben, können wir es auch wieder da einreihen, wo gewünscht. Das Problem ist gelöst.

Wir würden dieses unabsichtliche Verstecken des Buches heute als einen ISE bezeichnen. ISEs entstehen meist im Alter von zwölf Jahren oder jünger. Danach scheint das Hirn eines Jugendlichen ausgereifter und befähigt, die Dinge, die mit ihm oder um ihn herum geschehen, anders einzuordnen, besser zu verarbeiten und zu verstehen, als jemand, der dieses Alter noch nicht erreicht hat.

Wenn wir also die Regression nutzen, um eben diese ISEs aufzudecken, so würde ich sagen, dass gemäß meinen Erfahrungen ± 95 % aller ISEs (ursächlichen Probleme) vor dem 13. Lebensjahr entstanden sind. Meine Schüler, die mit Hypnose arbeiten, bestätigen mir diesen Eindruck. Genaue Zahlen wären interessant, wissenschaftlich erfasst zu werden, aber ich bin mir sicher, dass sie unsere Erfahrungen bestätigen würden.

Es ist übrigens völlig egal, was andere uns sagen oder was wir als Auslöser annehmen. Die Wahrheit ist nicht im Bewusstsein des Klienten zu finden und schon gar nicht in dem, was ein Therapeut meint oder er hineininterpretiert, nein, einzig und allein im Unterbewusstsein des Klienten ist die wahre Ursache abgespeichert, zu finden und auch zu lösen! Wir können mit unserer Logik noch so sehr meinen, wir hätten ein Problem gelöst oder würden es verstehen. Therapeuten können uns noch so viel erzählen, warum oder warum wir dieses Problem nicht mehr haben müssen. Solange uns unser Unterbewusstsein das nicht abkauft, so lange bleibt das Problem bestehen – im Gegenteil, es kann sich sogar noch verschlimmern durch das konstante Wiederkäuen, anstatt es auch mal einfach ruhen zu lassen. Das wiederholte darüber Sprechen, obwohl im Kern sicher gut gemeint, ist im Schnitt erwiesenermaßen über die Zeit eher hinderlich als förderlich, denn der Mensch hat eine natürliche Fähigkeit zu vergessen und zu verdrängen und mit dem Leben voranzugehen.

Die Formel, wie ein ISE entsteht

Es gibt eine einfache Formel, die das Ganze auf den Punkt bringt:

Ereignis + Emotionen = Programmierung

Unser Hirn lebt davon zu lernen und aus dem Erlebten Sinn zu ziehen, entsprechend speichert es Erlebtes ab und zieht seine Lektionen und Schlüsse daraus. Das funktioniert hervorragend in 99 % der Fälle und so lernen wir von ganz klein auf die wertvollen Dinge, die uns dabei helfen, mehr oder minder erfolgreich durchs Leben zu kommen. Wenn es da nicht die Ausnahmen gäbe, die das Potenzial haben, uns später im Leben Probleme zu bereiten.

Fallbeispiel

Stellen Sie sich vor, Sie sind vier Jahre alt, sitzen im Sandkasten, Sie spielen ruhig, friedlich und glücklich. Jetzt kommt das etwas ältere, stärkere Nachbarskind und nimmt Ihnen Ihr Lieblingsspielzeug weg. Zeter und Mordio, richtig? Tragisch, schlimm, Ihnen hat jemand *das* Spielzeug weggenommen. Tränen, Kreischen, Wut, wo ist Mami, die das Unrecht wieder geradebiegt und dem bösen, bösen Nachbarskind die Leviten liest und Sie tröstet?

Das böse Nachbarskind nimmt das Spielzeug und macht sich von dannen. Sie fühlen sich in diesem Moment wahrscheinlich hintergangen, machtlos und wütend, zugleich trauern Sie dem Spielzeug hinterher.

Wo, mögen Sie sich jetzt fragen, liegt das Problem? Richtig, als 20, 30, 40, 50 oder 60 Jahre alter Mensch können Sie nicht mehr als mit den Schultern zucken und sagen: »Ja, okay, dazumal war das schlimm, aber heute stehe ich über solchen Banalitäten.« Korrekt – aus dem Blickwinkel des Erwachsenen und der in der Zwischenzeit gemachten Lebenserfahrung handelt es sich wirklich um eine Banalität, und *trotzdem lebt dieses kleine, traumatisierte Kind in uns weiter*. Denn: Als vierjähriges Kind hatten Sie noch nicht Ihre heutigen kognitiven Fähigkeiten. Das Hirn kann dieses dramatische, ja sogar traumatische Ereignis noch nicht richtig einordnen, verarbeiten und setzt somit einen ISE, sprich, es entstehen Verbindungen zwischen Synapsen. Das Rezept dazu, *Ereignis* (Verlust von Spielzeug) + *Emotionen* (Wut, Trauer, Machtlosigkeit) führt zu einer *Programmierung* (nehmen wir mal an: Verlustangst und Trauer).

Zehn Minuten später ist alles vergessen (vermeintlich), man ist wieder am Spielen und andere Dinge lenken ab vom Verlust des Spielzeugs. Ein Jahr später, Einführung im Kindergarten. Mami bringt das Kind in den Kindergarten, man lernt sich kennen und dann kommt er, der Moment der Wahrheit – Mami geht, lässt das Kind einfach zurück (mit all den anderen, die man vielleicht nicht kennt), und das mit einer Erwachsenen, die einem so fremd ist. Tränen fließen, Schmerz im Herzen, wo ist Mami!

Wieder haben wir ein *Ereignis* (Mami lässt Kind allein zurück im Kindergarten) + *Emotionen* (Verlustangst und Trauer), was zu einer *Programmierung* führt im Kinderhirn, das auch diese Situation noch nicht richtig einschätzen kann. Nur jetzt erkennt das Hirn, dass ihm das Gefühl bekannt vorkommt, da war doch etwas, ja, genau, Verlustangst hatten wir schon einmal. Das Hirn fängt nun an, mittels Assoziation dieses Gefühl zu erkennen und einzuordnen – und erneut werden dieselben Synapsen angesteuert. Nur dieses Mal geschieht es nicht zum ersten (ISE), sondern zum zweiten Mal (SSE 1). Wir haben nun einen Vorfall, ein Ereignis, der das Gefühl vom ISE zum ersten Mal bestätigt und somit verstärkt und festigt. Abends, wenn das Kind wieder bei der Mutter ist, ist alles wieder vergessen (vermeintlich).

Fünf Jahre später, das Kind ist in der Zwischenzeit so um die zehn Jahre alt, verlässt der Vater die Familie. Mutter und Vater lassen sich scheiden. Es ist keine schöne Zeit, die Emotionen in der Familie gehen hoch, das Kind hatte eine sehr gute Beziehung zum Vater und vermisst ihn sehr.

SSE 2 ist damit geboren. *Ereignis* (Trennung der Eltern) + *Emotionen* (Verlustangst und Trauer) führen dazu, dass ISE und SSE 1 bestätigt und somit verstärkt werden. Auf der bewussten Ebene lernt das Kind, mit der Situation umzugehen. Die Mutter meint, dass das Kind die Situation im Griff und das Problem verarbeitet habe – das Unterbewusstsein vergisst jedoch nichts.

Mit 18 ist dieses Kind nun erwachsen geworden, und die Herausforderungen des Lebens sind ganz andere. Es ist die Zeit der ersten großen Liebe gekommen. Verliebt bis über beide Ohren, eine wunderbare Zeit, bis der Kollege oder die Kollegin von nebenan einem die ach so geliebte Freundin oder den ach so geliebten Freund ausspannt. Und wieder haben wir ein *Ereignis* (Ausspannen vom Partner) + *Emotionen* (Verlustangst und Trauer), was einmal mehr die Gefühle vom ISE sowie von SSE 1 und 2 bestätigt und verstärkt. SSE 3 ist soeben entstanden.

Wir kennen das alle, diese Dinge geschehen im Leben, das ist Teil der Menschheit und in sich selbst nicht wirklich tragisch.

Diese inzwischen erwachsene Person lebt nun ihr Leben, heiratet irgendwann, hat vielleicht Kinder, arbeitet irgendwo in einer Firma oder ist selbstständig.

Diese Person ist nun 42 Jahre alt und verliert plötzlich ihre Stelle oder der/die Partner(in) eröffnet ihr, dass die Ehe aus ist. Völlig egal, was es schlussendlich ist, aber nach diesem Ereignis fällt die Person in eine Depression und kann auch keine neuen Beziehungen mehr aufrechterhalten, da sie sehr eifersüchtig geworden ist. Der erneute Verlust ist nun der FSE. Das war der Tropfen, der das Fass zum Überlaufen gebracht hat.

Ab jetzt laboriert diese Person an Depressionen und Verlustängsten herum. Sobald eine neue Beziehung am Horizont erscheint, geht alles durch die übertriebene Eifersucht wieder in die Brüche, ausgelöst durch die Angst, wieder jemanden zu verlieren und Trauer zu verspüren.

Das Problem ist im Bewusstsein angekommen und wir sind nun auf der Symptomebene angelangt. Die Person sucht irgendwann Hilfe, weil sie merkt, dass sie anscheinend allein das Problem nicht lösen kann. Die erste Frage, die der Person nun gestellt wird, lautet: »Wann hat alles angefangen?«, und sie wird beantwortet mit: »Als ich 42 Jahre alt war, hat mich mein(e) Partner(in) verlassen, seitdem bin ich depressiv und sehr eifersüchtig.«

Nur vermeintlich korrekt – für unser Bewusstsein ist das die logische, rationale Erklärung. Und trotzdem die falsche Antwort, danach folgt meist auch noch der völlig falsche Ansatz, um das Problem zu lösen. Angefangen hat alles mit dem ISE – im Sandkasten – und so lange dieser ISE sowie die darauf folgenden SSEs nicht sauber aufgelöst und neutralisiert werden, ist für das Unterbewusstsein das Problem noch nicht gelöst. Der Aufwand, auf der bewussten Ebene dieses Problem zu lösen, ist riesig und kann Monate, ja Jahre dauern, wenn überhaupt je ein Erfolg eintritt.

Der Fokus ist einfach der falsche, denn der FSE ist nur ein kleiner Teil der gesamten Verkettung von unglücklichen und stressigen Momenten im Leben dieses Menschen.

Muss ein ISE oder SSE immer schrecklicher Natur sein?

Nein, definitiv nicht. Viele ISEs oder auch SSEs sind im Nachhinein betrachtet relativ banaler Natur. Natürlich, für den Moment, in dem sie eingetreten sind und bei dem Entwicklungsstand des Hirns der betroffenen Person wurden sie als traumatisch wahrgenommen, ansonsten hätten sie nicht genügend Energie gehabt, einen ISE oder SSE zu setzen. Wäre zum Beispiel in dem Moment, als das Nachbarskind das Spielzeug wegnahm, die Mami da gewesen, um zumindest das Kind zu umarmen und zu trösten, wäre mit größter Wahrscheinlichkeit kein ISE daraus entstanden. Oft ist es so, dass in solchen vermeintlich traumatischen Momenten keine enge Bezugsperson anwesend ist, die dem kleinen Kind Trost spenden könnte. Das zieht sich wie ein roter Faden durch ganz viele Sitzungen. Man kann als Eltern nicht immer und überall präsent sein und Kinder sollen ja auch lernen, ohne ihre Eltern mit Konflikten umzugehen und erfahren, dass nicht immer alle lieb und nett sind, das ist Teil der späteren Lebenserfahrung. Trotzdem kann eben durch solch scheinbar banale Momente das Leben eines Menschen 20, 30, 40, 50 Jahre später erheblich beeinflusst werden.

Es heißt auch nicht, dass jeder ISE zwingend zu einem Symptom führen muss. Ganz und gar nicht. Mal kann ein einziger SSE automatisch zum FSE werden, bei einigen Menschen braucht es dagegen unzählige SSEs bis ein FSE das Unbehagen des Unterbewusstseins ins Bewusstsein spült.

Selbstredend haben alle Hypnotiseure, die wie ich ursachenfindend und -auflösend arbeiten, auch diverse Fälle, bei denen der ISE und auch die SSEs wirklich schrecklicher Natur sind, wie Unfälle, Tod von nahen Verwandten, sexuelle Übergriffe, Krieg, Missbrauch in Schule oder Kirche, Gefühlskälte, Eltern, die sich bekriegen und bei denen Alkohol und/oder Gewalt im Spiel sind. Es gibt unglaublich schlimme Erfahrungen, die Kinder durchmachen müssen. Es gibt aber kein Problem, und sei der Auslöser noch so tragisch, das nicht in einer Sitzung lösbar wäre. Das zeigt meine Erfahrung, diejenige meiner Ausbilder und die meiner Schüler, die aktiv damit angefangen haben zu arbeiten. Alles ist möglich in nur einer einzigen Sitzung.

Die Bereitschaftsformel für Veränderung

Leidensdruck + Wunsch nach Veränderung = Bereitschaft und Motivation für Unterstützung

Wenn Sie keine Beschwerden haben, suchen Sie auch keine Unterstützung oder Hilfe. Es ist kein Leidensdruck da, der Sie dazu antreiben würde, sich Gedanken zu machen, Ihr Problem, was auch immer es sein mag, zu lösen.

Sie müssen etwas haben, was Sie stört, woran Sie leiden, gekoppelt mit dem Wunsch, das auch zu verändern. Wir alle haben Themen, die uns stören und die wir auch gern wieder los werden möchten, aber man lässt es schleifen, versucht sie mehr oder minder erfolgreich zu ignorieren. Eine Veränderung wird jedoch erst dann eintreten können, wenn der Leidensdruck groß genug und der Wunsch nach Veränderung so ausgeprägt ist, dass man wirklich bereit ist, sich auch helfen zu lassen. Das trifft sehr auf die Hypnose zu, aber: »Machen Sie mal, Herr Hypnotiseur«, ist definitiv die falsche Einstellung. Eigenmotivation und Selbstverantwortung sind Grundvoraussetzungen, damit ein Hypnotiseur wirklich helfen kann. Wenn Sie erwarten, dass Sie vielleicht eine Wunderpille erhalten, die alles für Sie erledigt, dann sind Sie auch bei der Hypnose am falschen Ort. Es muss ein innerer Antrieb vorhanden sein, der Wunsch nach einer Veränderung und auch der Wille, diese zuzulassen, muss Sie antreiben. Hypnose ist nicht einfach eine Pille, wie ein Arzt sie verschreiben darf. Sie kann wie eine Pille funktionieren – aber den aktiven Wirkstoff gibt der Klient dieser *Hypnosepille*.

Der Hypnotiseur kann Sie also nur unterstützen dabei, gesund zu werden. Den *Wirkstoff* müssen Sie bereitstellen, und dieser Wirkstoff heißt *Leidensdruck* + *Wunsch nach Veränderung*. Ihre Erwartungshaltung sowie die wahrgenommene Kompetenz des Hypnotiseurs sind ebenfalls von großer Wichtigkeit, aber die kommen erst im zweiten Schritt.

Viele nennen es dann Placebo-Effekt – das ist natürlich nur bedingt korrekt. Placebo bedeutet, ein Mittel ohne aktiven Wirkstoff einzunehmen, das aber – aufgrund des Glaubens an dieses Medikament – trotzdem wirkt. In der Hypnose fügen Sie ja gerade selbst den aktiven Wirkstoff bei und der Hypnotiseur macht den Rest, indem er Sie durch den Therapieprozess führt. Alle erfolgreichen Hypnosesitzungen sind unter dem Strich nichts anderes als eine Selbstheilung. Genial, nicht?

Ohne dass Sie es zulassen, ohne dass Sie aktiv einen Teil der Verantwortung über Erfolg oder Misserfolg mittragen, kann kein Hypnotiseur auf der Welt etwas ausrichten.

Dave Elman sagte, dass jede Hypnose auch zugleich eine Selbsthypnose ist, womit er nicht unrecht hatte, das setzt einfach das ganze Thema *Macht* in Relation. Der Klient hat die wahre Macht, weil er den aktiven Wirkstoff in die Sitzung mit einbringt oder eben nicht. Ein geschickter Hypnotiseur kann das selbstverständlich positiv beeinflussen und dazu gehört ein korrekt durchgeführtes Vorgespräch. Aber der Hypnotiseur kann nur so erfolgreich sein, wie ihm der Klient das auch zugesteht. Alle Allmachtsphantasien, die einige Therapeuten an den Tag legen oder man ihnen andichten möchte, sind deshalb hier völlig fehl am Platze. Die wahre Kraft, die Macht, die wirklich eine Veränderung zulässt oder nicht, liegt im Menschen selbst, der diese Unterstützung sucht; und es handelt sich hier immer nur um eine geliehene Macht, die uns der Klient temporär überträgt, solange es für ihn stimmt.

Oft bedanke ich mich nach einer erfolgreichen Sitzung beim Klienten, dass er/sie es zugelassen, mir die Erlaubnis gegeben hat, ihn oder sie durch diesen Prozess zu führen. Noch einmal: Es ist wirklich so, ohne dass der Klient aktiv mitwirkt – und das tut er ja nur, wenn auch eine Vertrauensbasis vorhanden ist –, geschieht gar nichts. Erst wenn der Klient sich entscheidet, sich auf den Prozess einzulassen, erst dann kann sich auch ein Therapieerfolg einstellen.

Natürlich gibt es Menschen, denen fällt das viel leichter als anderen. Manchmal liegt es auch am Hypnotiseur, ein Maximum an Vertrauen und Bereitschaft mitzumachen, herauszuholen. Es sollte eine gesunde Symbiose sein.

»Wir heilen niemanden – wir helfen Ihnen mit der Hypnose nur, sich selbst zu helfen.«

Den Klienten zu leiten, zu führen, ihm die Vorteile einer positiven, kooperativen Geisteshaltung zu zeigen ist das, was mitunter auch den Unterschied ausmacht, ob er es schafft, sich so weit gehen zu lassen und loszulassen, dass er wieder gesund werden kann. Wir Hypnotiseure motivieren ihn, die Veränderung zuzulassen. Da spielt die Erfahrung, die Sozialkompetenz, der Auftritt und auch der Gesamteindruck, den der Therapeut hinterlässt, sowie das Erscheinungsbild seiner Praxis eine große Rolle. Den Klienten ernstzunehmen und ihm zu helfen ist der Auftrag, den wir erhalten, den gilt es umzusetzen, und das mit dem größtmöglichen Respekt.

Negativ Compounding: Darum nimmt es kein Ende

Negativ Compounding bedeutet, dass ein negatives Erlebnis immer und immer wieder von Neuem durch- und erlebt wird, inklusive aller dazugehörenden Gefühle und Emotionen. Ab einem gewissen Zeitpunkt wird ein SSE nach dem anderen hinzugefügt und es kann sich nur sehr schwer eine positive Veränderung einstellen, da einfach keine Ruhe einkehrt. Die Person wird immer und immer wieder an die Vergangenheit zurückerinnert, versucht mit ihren kognitiven Fähigkeiten, Schlüsse zu ziehen, warum sie immer und immer wieder in alte Muster zurückfällt, dieselben unerwünschten Emotionen verspürt oder auf Impulse reagiert, so dass ihr Umfeld das als negativ wertet.

Es kommt sogar der Punkt, an dem die Person sich selbst Vorwürfe macht und die Eigenmotivation beziehungsweise ihre Fähigkeiten allgemein infrage stellt. Ihr Selbstvertrauen ist am Boden. Warum nur wird es nicht besser?

Ich möchte hier eine interessante Studie vorstellen, die sogar im *Spiegel-Magazin* Erwähnung fand und die genau diese Verschlimmbesserung durch Negativ-Compounding nach dramatischen Ereignissen bestätigt:

»*Wir dürfen nicht alle Menschen mit Problemen zu Patienten machen*

... Darüber werde vergessen, dass Menschen eigentlich ein sehr dickes Fell hätten – und sich regenerieren könnten. Selbst jedes zweite Opfer von Vergewaltigung würde nach maximal fünf Jahren auch ohne Psychotherapie psychisch wieder gesund sein. Frühe Traumainterventionen, wie sie derzeit häufig nach schweren Verkehrsunfällen oder Naturkatastrophen zum Einsatz kommen, seien gar schädlich, zitiert Freyberger großangelegte Studien. Hilfe soll angeboten, aber nicht aufgedrängt werden.

Der Einsatz von Traumahelfern direkt nach einem Vorfall reduziere demnach keinesfalls den Stress der Betroffenen, *sondern verdopple sogar das Risiko, später tatsächlich an einer Posttraumatischen Belastungsstörung zu erkranken.* ›Diese Maßnahmen unterbrechen den natürlichen Verarbeitungsprozess und begünstigen daher eine psychische Erkrankung‹, erklärt Freyberger. Gleiches gelte für Beruhigungsmittel, die Notärzte häufig an Unfallopfer ausgäben.«[2]

2. Der Titel des Artikels im Spiegel vom 2. Sept. 2013, geschrieben von Frau Jana Hauschild: »*Wir dürfen nicht alle Menschen mit Problemen zu Patienten machen*« Link: http://www.spiegel.de/gesundheit/psychologie/krank-oder-normal-psychologen-warnen-vor-krankheiten-die-keine-sind-a-919559.html [02. 09. 2013].

Eines Tages bekam ich eine E-Mail von einer Interessentin meiner Hypnosetherapieausbildung, die sehr gut das Thema Negativ Compounding verdeutlicht und was das Problem im Therapiealltag und in Hypnoseausbildungen ist, die den Fokus anders gelegt haben:

»Nun habe ich noch eine kurze Frage: Ich bin als psychologische Psychotherapeutin tätig und würde mir erhoffen, schlussendlich auch hypnotherapeutische Elemente in die Behandlungen ›einbauen‹ zu können, um dadurch die Behandlungen effizienter zu gestalten. Wäre das eine realistische Erwartung? Ich bin manchmal etwas verunsichert, wenn ich mitbekomme, dass Psychotherapeuten meistens sehr langwierige Hypnosetherapieausbildungen absolvieren und in der Praxis ebenfalls langwierige Behandlungen machen …«

Diese Anfrage überraschte mich nicht, denn obwohl gut gemeint, ist es doch so: Je mehr psychologische Ansätze in eine Hypnosetherapie eingeflochten werden, desto komplexer, komplizierter, aber auch ineffizienter werden die Sitzungen. Die Methoden und Techniken, die in der Psychotherapie zum Tragen kommen, sind meistens *zudeckender* Natur, sprich, sie konzentrieren sich auf den Versuch, das Symptom zu lindern, anstatt sich konsequent und, ja, gnadenlos, auf die Jagd nach dem wahren Grund, dem ISE zu machen und diesen sowie mögliche SSEs zu eliminieren.

Diese Methoden stammen aus den Vierziger- und Fünfzigerjahren des letzten Jahrhunderts und sind leider bis heute Standard in den meisten Hypnoseausbildungen. Sie konzentrieren sich hauptsächlich darauf, nette, sich gut anfühlende Geschichten und Metaphern mit Moral zu erzählen und darauf zu hoffen, dass der Klient für sich die richtigen Schlüsse daraus zieht und damit sein Problem selbst löst. Das ist ein spannender Ansatz. Er kann funktionieren. Er ist aber bei Weitem nicht so effizient und effektiv wie der R2C-Ansatz, den Dave Elman und Gerald F. Kein oder meine Kollegen und ich heute unterrichten. Man könnte sagen, dass das immer noch besser ist als gar keine Hypnose, aber es bringt eben viele Klienten dazu, nach einer solchen Hypnoseintervention enttäuscht zu sagen: »Ich habe Hypnose ausprobiert, aber es hat nicht funktioniert.«

Sie verlieren vor allem bei lang andauernden Therapieansätzen die Geduld, und fehlende Fortschritte führen dann zum Abbruch der Therapie. Diese und andere lieb und nett gemeinten »Wasch mich, aber mach mich nicht nass«-Methoden und -Techniken sind oft nicht mehr als das – gut gemeint, aber leider nicht ziel- und resultatorientiert oder effektiv. Im schlimmsten Fall kann es sogar zu Symptomverschiebungen kommen, nachdem die Signale des Unterbewusstseins, dass etwas nicht stimmt, unterdrückt wurden.

Wenn ich als Therapeut glaube, dass ein Problem sowie dessen Lösung ganz kompliziert sein muss, ja, wen verwundert es, wenn ich auch komplizierte Ansätze wähle. Kompliziert und schwierig heißt aber noch lange nicht effizient oder effektiv. Es geht hier auch um eine innere Haltung, eine Lebens- und Arbeitsphilosophie. Wenn ich durch das Leben gehe und nur immer Probleme sehe, anstatt mich auf die Lösungen zu konzentrieren, dann ist auch klar, dass ich ein Teil vom Problem geworden bin. Eine rasche Lösung rückt in weite Ferne.

Positiv Compounding

Auf der anderen Seite kann die Wichtigkeit von Positiv Compounding nicht genügend betont werden. Wir kämpfen zum Teil gegen jahrelange Negativprogrammierungen und Glaubenssätze an. Es wurde dem Klienten Hunderte Male vor Augen gehalten und womöglich auch gesagt, dass er nichts taugt, ungenügende Leistungen vollbringt, charakterliche Schwächen hätte, dumm oder dies oder jenes sei. Vor allem wenn diese hässlichen Dinge Kindern erzählt werden und sie mit solchen Selbstbildern aufwachsen, benötigt es besonders starkes Positiv Compounding in der Hypnosesitzung. Aber auch hier gilt wieder: Egal, wie lange und negativ eine Programmierung im Unterbewusstsein eines Menschen eingepflanzt war, sie kann mit Hypnose und Selbsthypnose verändert werden. Die Menschen wurden ja nicht mit diesen negativen Selbstbildern geboren – nein, es wurde ihnen beigebracht, so zu denken und zu empfinden. Alles, was nicht angeboren, sondern angelernt ist, kann auch wieder verändert werden.

Wie werden ISEs und SSEs aufgelöst?

Vom Prinzip her ganz einfach. Der Hypnotiseur führt die Person in Hypnose und lässt sich unter Anwendung diverser Regressionstechniken vom Unterbewusstsein zum ISE leiten. Durch ganz spezifische, leicht zu erlernende Techniken und klare Prozesse wird der ISE anschließend neutralisiert.

Neutralisieren heißt nicht etwa, dass sich die Person nicht mehr daran erinnern kann, was mal war, sondern nur, dass die negative Energie, die mit dem ISE einherging, aufgelöst wird und somit keine Wirkung im Hier und Jetzt mehr haben kann. Die Menschen können sich nach so einer Sitzung übrigens sehr gut an den Verlauf der Therapie erinnern. Nachdem der ISE gefunden und neutralisiert wurde, widmet man sich den SSEs und löst diese mittels genau vorgeschriebenen und leicht zu folgenden Prozessschritten auf.

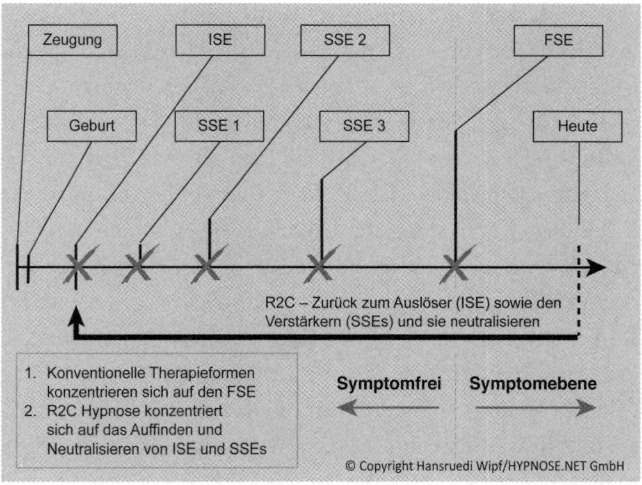

Abbildung 6: *Auflösung und Neutralisierung eines Symptoms*

Auch hier kann sich die Person nach der Sitzung daran erinnern, nur haben die SSEs eben ihre Wirkung verloren, da die negative Energie, die damit einherging (zum Beispiel Angst, Trauer, Wut, Hass, Schuld oder was auch immer), neutralisiert wurde. Die Synapsen im Hirn, die vorher noch für die negativen Gefühle gesorgt haben, wurden umprogrammiert und können die alten, negativen Gefühle im Zusammenhang mit diesem spezifischen ISE und den SSEs nicht mehr reproduzieren.

Im Englischen wird dafür der Ausdruck *Brain Plasticity* verwendet, was so viel bedeutet wie Hirn-(Ver-)Formbarkeit, das heißt, dass unser Hirn innerhalb kürzester Zeit neue Dinge oder alte Dinge neu lernen kann. Das dauert oft nicht sehr lange und geschieht schon mit relativ wenig Aufwand.

Auch hier kommt die Formel *Ereignis + Emotionen = (Um)-Programmierung* zum Tragen. Für die etwas intensiveren Probleme ist oft auch eine intensive Sitzung notwendig. Es kann manchmal sehr emotional werden, was aber durchaus erwünscht ist. Das ist dann eben der + *Emotionen*-Teil der Sitzung.

Es ist übrigens oft so, dass, nachdem ein ISE fachgerecht aufgelöst wurde, gewisse SSEs ebenfalls ohne weiteres Dazutun einfach mit verschwinden. Das Hirn ist eine wirklich faszinierende Erfindung. Wenn einmal der Grund für ein Symptom aufgelöst wurde, so besteht einfach die Tendenz vom Unterbewusstsein, den Zustand einzunehmen, der natürlich und gesund ist für Körper und Geist. Es ist oft ergreifend, bei den Verwandlungen, die Menschen durchmachen, zuzuschauen. Sie kommen völlig geknickt an und verlassen die Praxis wie neu, mit frischer Energie und Kraft. Meist sind sie danach zwar fix und fertig, geistig müde und erledigt, aber trotzdem glücklich, weil sie spüren, dass durch die Intensität, die sie während der Sitzung gespürt haben, ihr System einen *Reboot* erlebt hat, der ihnen wieder auf die richtige Bahn zurückverholfen hat.

Detailliert auf diese Techniken einzugehen, wie genau der Neutralisierungsprozess funktioniert, ist nicht Ziel dieses Buches und würde zu weit führen, muss aber definitiv Bestandteil einer soliden Ausbildung sein.

»Was du mit Worten auslösen kannst, kannst du auch mit Worten auflösen.«

Ausnahmen bei der Entstehung von ISEs

Ich habe anfänglich gesagt, dass ISEs meistens bis zu einem Alter von zwölf Jahren entstehen. Natürlich gibt es Ausnahmen. Es gab in meiner Praxis zwei oder drei Fälle sehr eindrücklicher Natur, an die ich mich gut erinnern kann, bei denen ein ISE sehr viel später entstand. In dem einen Fall kam eine 40 Jahre alte Frau zu mir, weil sie immer wieder mal weinend zusammenbrach. Wir gingen mit der Regression diesem Gefühl nach und der ISE fand sich, als sie mit 26 Jahren von ihrem streit- und eifersüchtigen Ehemann mit einer Regenpellerine fast zu Tode gewürgt wurde. Dieser Moment der totalen Panik, keine Luft mehr zu bekommen, die Todesangst und der Überlebenskampf, waren dann genug, um auch noch mit 26 Jahren einen starken ISE zu setzen.

Bei einem anderen Fall kam eine junge Frau in den Dreißigern, die mit 22 Jahren in einem Keller sexuell missbraucht wurde, »erwürgt« und für tot zurückgelassen, jedoch wie durch ein Wunder überlebte.

Beide Frauen wurden über Jahre psychologisch und medikamentös behandelt. Sie fanden aber erst Ruhe, als auch Ruhe und Frieden im Unterbewusstsein einkehrten. Natürlich konnten sich beide sehr wohl an das Geschehene erinnern, aber das Auflösen des Problems war erst unter Zuhilfenahme der Hypnose möglich.

Welche Techniken ich im Einzelnen einsetzte, möchte ich hier nicht beschreiben, da dieses Buch ja nicht unterrichten, sondern auf- und erklären soll. Aber Sie sehen, man kann auch ISEs, die später entstehen, auflösen. Das Wie gehört in eine Ausbildung. Vergangene Ereignisse loszulassen ist jedoch ein großer Bestandteil dieser Technik. Bitte denken Sie daran, dass bewusstes *Loslassen* etwas ganz anderes ist, als wenn es im Unterbewusstsein stattfindet, da Letzteres emotional gepolt ist und erst im hypnotischen Zustand echtes Loslassen möglich wird.

Hier wird noch einmal deutlich, dass ein gut ausgebildeter Hypnotiseur auch bei so dramatischen Themen behilflich sein kann, damit Menschen wieder ein normales, produktives und glückliches Leben führen können.

Sieben Tage, um Hypnose zu lernen

Was die oben genannte Psychotherapeutin natürlich auch verwunderte, ist, dass ich die Hypnose als extrem effizient anpreise, sie diese Aussage aber bei ihren Kollegen nicht beobachten kann. Zudem ihre Verwunderung, warum unsere Ausbildung nur sieben Tage dauert und andere über ein, zwei, ja manchmal sogar drei Jahre gehen.

Hypnose in sich selbst klingt ja schon mal kompliziert und: »Was, das kann man lernen?« – »Ja, kann man und ist einfach. Hypnotisieren selbst kann ich Ihnen in einer Stunde, vielleicht noch weniger als das, beibringen.« – »Nein, wirklich?!«

Diese Reaktionen sind an der Tagesordnung und ich werde des Öfteren kritisiert, ja sogar angefeindet wegen der kurzen, aber extrem intensiven Ausbildung, die ich anbiete, vor allem, wenn ich sage, dass man alles lernt in dieser Zeit und danach auch noch wirklich anwenden kann. Das könne ja nicht seriös sein. Ist es aber, und wie!

Habe ich eine dieser langen und meist auch komplizierten Ausbildungen hinter mir und dann käme einer und erzählte etwas von sieben Tagen und alles wäre einfach, dann würde ich wahrscheinlich auch irgendwie verunsichert reagieren. Aber anstatt in die Defensive zu gehen, würde ich zuhören, was derjenige zu sagen hat – vielleicht könnte er ja recht haben?

Übrigens bedeutet es nichts, nur weil eine Ausbildung drei Jahre dauert – was bedeuten drei Jahre? Einmal im Monat? Ein Wochenende pro Quartal? Lange Dauer = besser? Kompliziert = besser? Meine Erfahrung zeigt, dass ausgebildete Leute mit dieser Ausbildungsdauer oft sehr viel weniger können als meine Schüler nach sieben Tagen. Ich wüsste wirklich nicht, wie ich Leute über ein, zwei oder gar drei Jahre in Hypnose unterrichten könnte – mein Ausbilder hat mir gesagt, dass es einfach wäre – und ich ging immer davon aus, dass es auch so ist, und genau so halte ich es im Falle meiner Schüler: So einfach wie nur möglich – K.I.S.S. Prinzip eben.

Auf jeden Fall durfte ich in der Zwischenzeit Hunderte von Schüler ausbilden, darunter auch unzählige Psychologen, Psychiater, Mediziner sowie Zahnärzte. Über 70 % meiner Schüler kommen über Weiterempfehlung von ehemaligen Absolventen. In diesem Sinn beunruhigen mich die Kritiker nicht mehr, meine Erfahrung zeigt, dass es funktioniert. Wenn sich jemand der Hypnose und dem Gelernten wirklich annimmt, dann hat er auch unweigerlich Erfolg damit. Das System, der Prozess hält, was er verspricht. Das Allerwichtigste ist, dass meine Schüler tagtäglich erfolgreich damit arbeiten und anderen Menschen mit dem Gelernten helfen, ihr Leben zu verbessern. Das ist das Einzige, was wirklich zählt: die Resultate.

Eines möchte ich hier noch klarstellen: Ich bin extrem dankbar für jeden Psychologen, Psychiater, Mediziner und Zahnarzt, der unsere Ausbildung absolviert – das bedeutet, dass sie die teils künstlichen Schranken ignorieren, keine Berührungsängste haben, offen sind, auch von Dritten etwas zu lernen, unabhängig von deren Status. Ich respektiere diese Teilnehmer sehr und bin mir auch bewusst, dass sie es in ihrem Umfeld dadurch nicht immer leicht haben. Ihnen zollt ein ganz spezieller Dank und Respekt.

Drei Stunden Ersttermin

Für einen Ersttermin sollten Sie bis zu drei Stunden einrechnen. Ja, es ist ein Aufwand, es ist eine zeitliche Investition und es kann sehr intensiv werden. Ob es dann wirklich die vollen drei Stunden dauert, sei dahingestellt. Der Schnitt bewegt sich im Bereich von zwei bis zweieinhalb Stunden, je nach Thema, Komplexität, wie der Klient auf die Hypnose reagiert und diese auch zulässt.

Ich kann Formen von Erstsitzungen, die nur knapp 50 Minuten dauern und entsprechend oft wiederholt werden, nicht unterstützen. Da hat man keine Zeit für tiefgründiges Arbeiten. Ich bin sehr überzeugt davon, dass die Intensität dieser zwei bis drei Stunden, die ich mit dem Klienten verbringe, in sich selbst eine Energie hervorrufen, die dramatische Veränderungen in kürzester Zeit ermöglichen. Ich bin als Therapeut viel besser im Thema und der Klient auch. Man spürt sich gegenseitig und es ist wesentlich persönlicher. Daher sind so viele Herausforderungen in einer einzigen Sitzung lösbar. Wenn es nicht zum erwünschten Resultat geführt hat, was ja geschehen kann, dann vereinbart man eben einen weiteren Termin, aber nicht vorher. Ist ein Problem in einer einzigen Sitzung lösbar, dann löst man es auch auf.

Erfahrungsgemäß braucht es im Schnitt nicht länger als höchstens drei Sitzungen, um ein alltägliches Problem zu lösen. Wenn es länger dauert, dürfen die fachlichen Qualitäten des Hypnotiseurs oder aber seine Absichten infrage gestellt werden.

Mit dieser klaren Ansage übe ich absichtlich Druck auf meine Schüler – und auf mich – aus, genauso wie das mein Ausbilder mit mir gemacht hat: Keine Langzeittherapie aus einer Kurzzeitintervention werden zu lassen und den Genesungsprozess unnötig in die Länge ziehen. Bitte verstehen Sie mich hier richtig, mir geht es um die allgemeinen Sitzungen, es kann natürlich schon mal Fälle geben, die vier, fünf, ja vielleicht sogar sechs Sitzungen benötigen, aber die sind wirklich die Ausnahme.

Sobald das erste Problem gelöst wurde, kann, sofern weitere bestehen, das nächste Thema angegangen werden.

Es gibt Kollegen, die führen zuerst alle Punkte bis zur eigentlichen Hypnosetherapie durch, aber anstatt der Therapie gestalten sie dann eine Leerhypnose, rein zu Erfahrungs- und Erlebniszwecken für den Klienten. Für die eigentliche Sitzung kommt der Klient dann zu einem separaten Termin. Das kann durchaus mal sinnvoll sein, ist mir persönlich aber zu aufwendig und zu wenig effizient.

Wenn der Klient in eine tiefe Hypnose geht und die Hypnosetherapie intensiv verläuft, ist normalerweise kein zweiter Termin für dasselbe Problem nötig. Das variiert jedoch von Person zu Person. Ich habe es in meiner Praxis nur sehr selten erlebt, dass jemand mehr als dreimal wegen desselben Problems gekommen ist.

Bitte denken Sie immer daran: Kein seriöser Hypnotiseur gibt irgendwelche Heilversprechen ab – die bekommen Sie auch von einem Arzt nicht. Es gibt Themen, die können problemlos in einer Sitzung erledigt werden, vor allem wenn es isolierte sind wie eine Phobie oder Migräne, eine Blockade, fehlendes Selbstwertgefühl etc. Bei komplexeren Themen wie Krebs, MS etc. sind natürlich verschiedene Sitzungen sinnvoll, um wirklich sicherzustellen, dem Klienten beim Aufräumen seines Unterbewusstseins behilflich zu sein und Hilfsmittel wie die Selbsthypnose zu installieren, so dass der Klient auch unabhängig vom Hypnotiseur weiterarbeiten kann. Ein Klient sollte auf jeden Fall unabhängig vom Support des Therapeuten werden – das kann nach einer Sitzung der Fall sein oder eben dann, wenn das Problem gelöst ist.

Es kann aber nicht sein, dass der Klient so gesteuert wird, dass er zwingend den Therapeuten zur Problemlösung benötigt. Diese Form der Abhängigkeit ist falsch. Sollte ein Klient das aber wünschen, so ist das offen mit dem Klienten zu besprechen und dann soll ihm geholfen werden, seine Ressourcen so gestärkt werden, dass er ohne die ständige Intervention eines Therapeuten und somit eigenständig durchs Leben kommt.

Bei einigen Klienten ist sofort klar, dass das Problem gelöst ist. Es fühlt sich richtig an und irgendwie bestehen einfach keine Zweifel mehr. Das ist natürlich der Idealfall. Bei anderen löst es einen Prozess aus, der im Alltag allmählich anfängt, sich zu zeigen. Plötzlich erscheinen nicht mehr dieselben Muster, die Klienten reagieren gelassen, wo sie früher in Panik gerieten oder explodierten. Sie haben ihre Mitte gefunden und bemerken so über die Zeit, dass ihr Problem gelöst wurde. Solche Veränderungen bleiben oft auch Dritten nicht verborgen. Viele Klienten werden auf die Veränderungen angesprochen oder Dritte reagieren anders auf die Person, die nun selbstbewusster auftritt und weniger Raum für Zweifel zulässt, weil ihr Auftreten anders geworden ist. Sie merken zum Beispiel, dass sie mit dieser Person so nicht mehr umgehen können, da sie bestimmte Dinge nicht mehr toleriert, bei denen sie früher vielleicht klein beigegeben hat. Die Veränderungen können viele Lebensbereiche positiv beeinflussen, wenn erst einmal die Kraft und die Energie wieder da sind oder das Selbstvertrauen wieder hergestellt wurde.

Die Hypnosetherapiesitzung

So wie ich hier das Vorgespräch, die Erklärung zum Mind Modell, in meinen eigenen Worten niedergeschrieben habe, so führe ich 90 % meiner Vorgespräche mit den Klienten. Locker, entspannt und immer auch mal mit einer Prise Humor. Humor ist sehr wichtig, weil die Klienten zum Teil verspannt oder gar verkrampft sind und ihr Leid oft mehr als unangenehm ist. Deshalb hilft ein wenig Humor, damit sie sich besser entspannen und sich somit auch besser auf den Prozess einlassen können. Natürlich passe ich es immer der allgemeinen Situation, dem Rapport und der jeweiligen Person an. Auch mag es mal eine Abweichung geben, je nach Reaktion des Klienten. Wenn ich spüre, dass es wichtig wäre, das eine oder andere Thema etwas zu vertiefen, dann mache ich das auch. Das persönliche Eingehen auf den Klienten ist mir sehr wichtig.

Diese Zeit nehme ich mir, da es einmal mehr die Chancen auf eine erfolgreiche Sitzung erhöht. Dafür reserviere ich mir für jeden Ersttermin wie gesagt auch drei volle Stunden, ohne jegliche Pause – für jeden Klienten. Ob er dann die vollen drei Stunden benötigt, ist wieder etwas anderes, aber ich weiß ja nicht, was bei einer Sitzung alles nach oben gespült wird, und so sind drei Stunden absolut sinnvoll. Mein Ziel ist es jedoch, wenn und wann immer möglich, ein Thema in nur einer Sitzung zu erledigen. Die Klienten länger als nötig in Behandlung zu behalten, vor allem wenn man ein Problem auf intensive Art und Weise in einer Sitzung lösen kann, finde ich falsch.

Einige Vorbemerkungen

Nähe

Ich sitze als Rechtshänder gleich rechts neben meinem Klienten. Die Nähe ist von größter Bedeutung und kann nicht genügend unterstrichen werden. Diese Nähe erlaubt es mir auch, die Klienten während der Sitzung am Handrücken, an der Schulter oder der Stirn zu berühren. Die Berührung ist ebenfalls von großer Wichtigkeit und Bedeutung – natürlich geschieht das nur nach der Erlaubnis durch den Klienten. Abgesehen davon, dass es die Inhalte und die Bedeutung von Worten im hypnotischen Zustand unterstreicht und intensiviert, so zeugt es auch von Menschlichkeit. Einige Schulen oder Therapieformen schrecken absolut davor zurück, irgendeine Nähe zum Klienten zuzulassen. Aber genau diese Distanz, diese Kälte widerspricht dem Prozess. Das kann sogar die Abneigung oder gar Ablehnung fördern, wenn man von oben herab behandelt wird, und es führt dazu, dass die Menschen sich viel weniger öffnen.

Im Gegenteil, das Feedback, das ich von meinen Klienten erhalte, egal ob Mann oder Frau, über eine zum Beispiel *beruhigenden* Berührung an der Schulter während eines emotionalen Moments der Therapie, ist absolut positiv.

Es ist auch erwiesen, dass Ärzte und Therapeuten, die ein ehrliches Interesse zeigen und sich wirklich Zeit nehmen, im Schnitt bessere Resultate vorzuweisen haben als diejenigen, die auf Distanz bleiben und sich kaum Zeit nehmen oder nehmen können. Zeit haben ist natürlich ein ganz anderes Thema, aber auch wenn man wenig Zeit hat, kann man immer noch persönlich sein.

Ansprache
Nähe wird oft völlig falsch verstanden und es gibt Therapeuten, die haben richtiggehend Angst davor, andere Menschen zu berühren, sie sind völlig verklemmt und gehemmt. Ich bin während der eigentlichen Hypnosesitzung mit meinen Klienten per *Du* – das Unterbewusstsein versteht das Du viel besser, und auch hier signalisiert es »auf Augenhöhe« zu sein und nicht vom großen Therapeuten hinunter zum armseligen »Patienten« zu kommunizieren. Gegenseitiger Respekt eben. Viele meinen, dass die Nähe oder das *Du* falsch verstanden werden könnten. Das ist mir in Tausenden von Sitzungen noch nie passiert und wird es auch nicht. Ich lasse nie einen Zweifel aufkommen, und durch mein bestimmtes und entschiedenes Auftreten kann kein falscher Eindruck erweckt werden. Im Falle irgendwelcher Zweifel habe ich immer ein digitales Aufnahmegerät in der Sitzung, sodass ich jederzeit eine Aufnahme davon erstellen kann. In den vielen Jahren habe ich es bisher ein einziges Mal verwendet (natürlich mit Wissen der Klientin).

Übrigens bleibe ich mit den meisten Klienten auch nach der Sitzung beim Du, auch mit Kindern. Es bauen sich ein ganz anderer Rapport und ein anderes Vertrauensverhältnis auf. Das ist nicht für alle Therapeuten so leicht, vielleicht fällt es mir leichter, weil ich viele Jahre in den USA und in Brasilien gelebt habe. Es ist selbstverständlich, dass wenn ein Klient nach der Sitzung (während der Sitzung ist er selbstverständlich auch per Du mit mir!) wieder ins Sie wechselt, dass ich das dann ebenfalls so handhabe. Für viele ist es aber wie eine Erlösung, das Formelle ablegen zu können. Das ist vielleicht eine persönliche Frage, aber ich stehe voll und ganz dazu.

Die Wichtigkeit des Vorgesprächs

Ich empfehle Ihnen, die Erklärung des Mind Modells und somit der Funktionsweise der Hypnose genau zu lesen. Dann verstehen Sie das Nachfolgende viel besser, und das eine oder andere Detail kann Ihnen helfen, mögliche noch vorhandene Bedenken zu zerstreuen.

Jeder Hypnotiseur sollte seine Klienten beim ersten Besuch über die Hypnose aufklären. Das ist praktisch ein Muss, nur so wird auch vermittelt, dass der Hypnotiseur etwas vom Thema versteht und der Klient mögliche Bedenken, Fehlinformationen oder noch vorhandene Ängste ablegen kann. Wenn das nicht geschieht, dann reduziert sich automatisch die Chance auf eine erfolgreiche Hypnosesitzung. Das Maximieren der Chancen auf Erfolg liegt in der Angelegenheit und Verantwortung des Hypnotiseurs. Sie füllen bei einem Lottoschein mit sechs Zahlen ja auch nicht nur fünf Felder aus und hoffen dann auf den großen Gewinn ...

Als Hypnotiseur sollte ich nicht davon ausgehen, dass mein Klient korrekte Informationen oder Vorstellungen zur Hypnose hat, um sich voll und ganz auf den Prozess einzulassen. Die kleinste Spur der Unsicherheit kann verhindern, dass der Klient dem Therapeuten, der Hypnose oder dem Prozess als solchem traut. Misstrauen und Angst sind ein sicheres Rezept dafür, dass eine Hypnosesitzung fehlschlägt und somit der erwünschte Effekt nicht eintritt. Ein Vorgespräch zur kompetenten Erklärung der Hypnose ist keine Sache von fünf Minuten! Es muss ganz klar deutlich gemacht werden, dass der Klient den größten Anteil an Erfolg oder Misserfolg trägt. Wie bereits erwähnt, kann kein noch so kompetenter Hypnotiseur dieser Welt einen Klienten in der Hypnose zu etwas zwingen, was er/sie selbst nicht auch möchte. Der Erfolg beruht immer auf Gegenseitigkeit –

die Basis dafür wird im sogenannten *hypnotischen Vorgespräch* gelegt, das für 80 % des Erfolgs verantwortlich ist. Wird es nicht, nur ungenügend oder gar nicht gemacht, so können sich die Aussichten dramatisch reduzieren. Sollten Sie von einem Hypnotiseur kein komplettes Vorgespräch erhalten, verlangen Sie eines – stellen Sie Fragen, hinterfragen Sie, seien Sie kritisch und bestehen Sie auf Ihr Anrecht auf Informationen und Transparenz.

Ein korrektes und komplett durchgeführtes Vorgespräch dauert etwa zwischen 20 und 40 Minuten, je nach Ansatz, Rückfragen und Reaktionen des Klienten. Ich hatte auch schon Vorgespräche, die 90 Minuten dauerten.

»Das korrekt durchgeführte Vorgespräch ist eine Investition, die nicht vernachlässigt werden darf. Man kann sagen, dass es 80 % vom Erfolg einer Hypnosesitzung ausmacht.«

Anamnese

Zusammen mit dem Hypnotiseur wird der sogenannte Anamnese-Fragebogen ausgefüllt. Neben den Personalien der Klienten frage ich diverse Themen ab, inklusive eventueller früherer Erfahrungen mit Hypnose, eine Kurzbeschreibung ihres derzeitigen Zustands und der Lebenssituation, eventuelle Medikamenteneinnahmen und natürlich, welches Hauptthema sie zu mir gebracht hat, was angegangen werden soll. All das dient der Bestandsaufnahme und gibt dem Hypnotiseur ein besseres Gefühl für den Klienten. Dauer bei einer Erstkonsultation: Irgendwo zwischen 20 Minuten bis zu einer Stunde.

Vorgespräch zur Hypnose

Hier erkläre ich den Klienten ganz genau alle Details zur Hypnose, der eigentlichen Hypnosetherapie und ihrer persönlichen Rolle und Verantwortung darin (Mind Modell, siehe Seite 80 ff.), das kann je nach Reaktionen des Klienten 20–40 Minuten dauern. Ich habe auch schon erlebt, dass es sogar 90 Minuten in Anspruch nimmt, was aber in jedem Fall immer eine gute Investition war. Bei einer Zweitsitzung entfällt dieser Teil natürlich, außer der Klient hätte weitere Fragen.

Es gibt die Möglichkeit, diesen Prozess zeitlich zu reduzieren, indem der Klient vorab zu Hause oder in der Praxis ein erklärendes Video anschaut und sich mögliche Fragen dazu aufschreibt, die er anschließend mit dem Hypnotiseur bespricht. Das ist jedoch weniger persönlich als ein gemeinsames Gespräch.

OK – was ist nun Hypnose?

Lassen Sie mich erklären, was Hypnose ist beziehungsweise was nicht. Am einfachsten ist, zunächst zu erläutern, was Hypnose definitiv NICHT ist:

Hypnose hat nichts mit Schlaf oder Ohnmacht zu tun. Wenn Sie in Hypnose sind, dann schlafen Sie definitiv nicht, im Gegenteil, ich brauche Ihre Aufmerksamkeit während der Sitzung, und das ist im Schlaf nicht mehr der Fall, das können Sie zu Hause, nicht bei mir, das wäre ein relativ teurer Schlaf! Es gibt zwar Hypnotiseure, die sagen, dass es kein Problem wäre, wenn der Klient einschläft – das ist jedoch definitiv falsch. Wenn Sie schlafen, dann schlafen Sie. Ihr Unterbewusstsein mag noch das eine oder andere mitbekommen, aber sorry, das ist einfach eine Fehlinformation und eine Schutzbehauptung, die Wirkung tendiert gegen Null. Vielleicht sind Sie danach ausgeruht, aber nicht therapiert.

Ebenso ist es falsch anzunehmen, dass Sie während der Hypnose ohnmächtig oder gar narkotisiert wären. Nein, im Gegenteil, Ihre Aufmerksamkeit wird sogar noch gesteigert, obwohl Ihr Bewusstsein in den Hintergrund tritt und Ihr Unterbewusstsein in den Vordergrund, so nehmen Sie immer noch alles wahr und können auf alles reagieren. Ihr Bewusstsein ist zwei- bis dreimal so geschärft wie jetzt.

Sie sind auch nicht plötzlich willenlos oder hilflos ausgeliefert. Nein, der hypnotische Zustand kann ja auch ganz natürlich und spontan eintreten, meist ohne dass die Menschen es überhaupt bemerken. Hypnose hat also definitiv nichts mit Willenlosigkeit zu tun. Im Gegenteil, einige der intelligentesten Menschen, die Großes geleistet haben, hatten die natürliche Fähigkeit, ganz spontan in diesen Zustand zu gehen und ihrer Vorstellungskraft freien Lauf zu lassen – meist völlig »abwesend« wirkend in diesen Momenten. Auch Spitzensportler kennen das Gefühl, wenn sie in den Flow kommen, alles ganz natürlich läuft und Sonderleistungen möglich werden. Die meisten können diesen Zustand jedoch nicht absichtlich hervorrufen – die Elite, die ganz Großen im Sport, die schaffen es viel öfter als andere, und darum ragen sie auch aus der Masse heraus. Oft können sie nicht beschreiben, wie es geschieht, sie wissen nur, dass es geschieht. Also, wichtig für Sie: Sie können ganz normal denken und argumentieren in der Hypnose.

Wenn ich von Ihnen in Hypnose irgendetwas verlangen würde, was gefährlich oder unethisch wäre, wie zum Beispiel: »Springen Sie mit dem Kopf voran aus dem Fenster«, dann würden Sie höchstwahrscheinlich ein Auge aufmachen und sagen: »Wipf, du spinnst!« Ich kann Sie zu nichts zwingen, was Sie selbst nicht wirklich wollen.

Wie gesagt, benötige ich während der Sitzung Ihre aktive Unterstützung und Zustimmung, ansonsten werden wir keinen

Erfolg haben. Wenn ich Sie zu etwas zwingen könnte, dann könnte ich ja auch einen Erfolg garantieren, aber das kann ich nicht, weil es einfach nicht funktioniert, den Menschen im hypnotischen Zustand Dinge aufzuzwingen. Wahrscheinlich wäre es fast einfacher, Sie jetzt in diesem Zustand zu etwas zu bewegen oder zu überreden, als in der Hypnose selbst.

Hypnose hat auch nichts mit Religion, Esoterik oder gar Übernatürlichem zu tun. Nein. Es gibt wohl Gruppen, die die Hypnose in diesen Farben anstreichen, sie für sich beanspruchen oder gar verklären, aber das ist alles Humbug.

Hypnose ist auch kein Wahrheitsserum. Viele Menschen machen sich Sorgen, dass sie in der Hypnose irgendwelche innersten, ja intimsten oder vertraulichen Geheimnisse verraten würden. Des Schweizers Albtraum – der heilige Pin-Code zum Beispiel! Nein, das ist definitiv nicht der Fall. Sie könnten sogar lügen, wenn Sie das wollten! Ich sage Ihnen, es ist viel einfacher, von Ihnen jetzt etwas Persönliches zu erfahren als in der Hypnose selbst. Sollte ich Ihnen also in der Hypnose eine Frage stellen, bei der Sie das Gefühl haben »Wipf, das geht dich gar nichts an«, dann sagen Sie es mir. Ganz einfach. Wie bereits vorher erwähnt, ich kann Sie zu nichts zwingen, was Sie selbst nicht auch wirklich wollen.

Sie können auch nicht »stecken bleiben« in Hypnose. Sie kommen immer wieder aus der Hypnose heraus. Genauso, wie Sie spontan in den hypnotischen Zustand gehen können, kommen Sie auch wieder aus der Hypnose heraus. Es ist also unmöglich, darin stecken zu bleiben. Stellen Sie sich das einmal bildlich vor! Wohin mit all den Menschen, die stecken geblieben sind? Meinen Sie nicht, das würde mit der Zeit auffallen?

Das Gerücht vom Steckenbleiben kursiert höchstens aus dem Grund, dass es einen Zustand in der Hypnose gibt, der sich so gut anfühlt, dass die Person dort gern verbleiben würde, sprich eine gewisse Euphorie wahrnimmt und nicht wirklich wieder herauskommen möchte. Aber spätestens dann, wenn sie auf die Toilette muss, kommt sie auch wieder aus diesem Zustand heraus. Ein gut ausgebildeter Hypnotiseur kann diesen Zustand übrigens gezielt herbeiführen, aber auch gezielt wieder auflösen.

Oft werde ich gefragt: »Werde ich dieselbe Person bleiben?« Ja klar, nur mit dem Unterschied, dass die Dinge, die Sie an sich verändern wollten, auch verändert werden können. Ihre Freunde, Familie und Kollegen werden Sie immer noch erkennen, nur dass Sie vielleicht selbstsicherer und bestimmter auftreten als früher oder keinen Heuschnupfen oder keine Migräne mehr haben, je nachdem, weshalb Sie zum Hypnotiseur gingen. Im Kern bleiben Sie der Mensch, der Sie sind, eine Veränderung müssen Sie schon wollen und auch zulassen. Ansonsten geschieht gar nichts.

Was, wenn der Arzt von der Hypnose abrät?

Ihr Arzt oder Therapeut rät von der Hypnose ab – was nun? Sie sind eigentlich überzeugt, dass Hypnose für Sie eine Möglichkeit wäre, Ihr Problem anzugehen, wollen aber nicht auf den Rat Ihres Arztes verzichten? Das ist sicher sinnvoll, denn es ist wichtig, dass Sie sich wohl und sicher fühlen, wenn Sie einen Hypnotiseur aufsuchen. Was aber, wenn Ihnen der Arzt davon abrät? Einfach so stehen lassen?

Geben Sie nicht auf. Hinterfragen Sie Ihren Arzt oder Therapeuten, welche Erfahrungen er mit Hypnose gemacht hat oder warum genau er abrät. Vielleicht hat er ein völlig falsches Bild von der Hypnose oder unterschätzt das Potenzial dessen, was Hypnose wirklich bewirken kann. Vielleicht überschätzt er – wie viele andere Menschen auch – das, was die Hypnose kann, und befürchtet irgendwelche Auswirkungen, die gar nicht möglich sind?

Ich habe schon oft erlebt, dass Klienten, die trotz Abraten eines Arztes zu mir kamen, danach mehr als erleichtert waren, dass sie das Nein ignoriert hatten. Wie alle anderen auch: Sollten Sie nicht restlos überzeugt sein, können Sie nach dem Vorgespräch immer noch Nein zur Hypnose sagen. Sie alle haben aber entschieden, sich selbst eine Meinung zu bilden und eine zweite Meinung von einem Experten einzuholen.

Die Hypnose wird in Arztkreisen oft einfach unterschätzt oder nicht ernst genommen. Selbst wenn eigene Erfahrungen mit Hypnose vorhanden sind oder sogar eine Ausbildung absolviert wurde, haben viele die weniger effizienten Methoden kennengelernt und können sich daher nicht vorstellen, was Hypnose wirklich bewegen kann. Etliche Ärzte, die ich bisher ausbilden durfte und die vorher andere Ausbildungen besucht hatten, waren ziemlich verblüfft, wie rasch und intensiv Veränderungen möglich sind, eben einfach nur mit einer völlig anderen, direkteren Herangehensweise und dem konsequenten Umsetzen vom *Regress to Cause and Fix it*-Ansatz. Ohne dieses Wissen sind die teils reservierten Haltungen natürlich verständlich.

Die nach der OMNI-Methode ausgebildeten Ärzte sind für mich übrigens sehr wertvolle Kontakte, um im Falle einer medizinischen Fachmeinung angefragt zu werden. Ich bin ihnen sehr dankbar dafür, dass sie das auch aus innerer Überzeugung heraus tun, um die Hypnose entsprechend zu fördern. Ich habe übrigens noch nie eine ablehnende oder warnende Meinung von ihnen erhalten – immer waren sie unterstützend, motivierend und bejahend, egal was das Symptom oder Problem der Person war, die zu mir kommen wollte, und bei der ich dachte, dass Nachfragen nicht schaden könnte.

Wenn Sie dieses Buch bis hierhin gelesen haben, dann sind Sie durch das Mind Modell und dessen Erläuterungen bestens über Hypnose sowie deren Funktionsweise informiert. Falls Ihr Arzt oder Therapeut also von der Hypnose abrät, informieren Sie Ihren Arzt, betreiben Sie selbst Aufklärung – oder leihen Sie ihm das Buch. Sie werden vielleicht überrascht sein, wie offen Ihr Arzt oder Therapeut reagiert. (Es liegt mir übrigens fern, meine Aussagen als pauschal zutreffend auf Dritte zu betrachten.) Jeder Arzt, jeder Therapeut ist anders, und das trifft auch auf Hypnotiseure zu. Da gibt es eben viele, die meine Sichtweise nicht teilen. Auch die Hypnosewelt ist sehr vielschichtig, und was ist schon gut? Gut ist das, was jeweils hilft – egal wie oder durch wen. Wer heilt hat recht und so ist auch die Hypnose nicht gleich gut für jedermann. Das ist wie mit allem. Wenn Sie aber das Gefühl haben, Hypnose komme für Sie infrage, dann werden Sie auch den Weg zu einem guten Hypnotiseur finden. Halten Sie sich einfach folgende Grafik vor Augen:

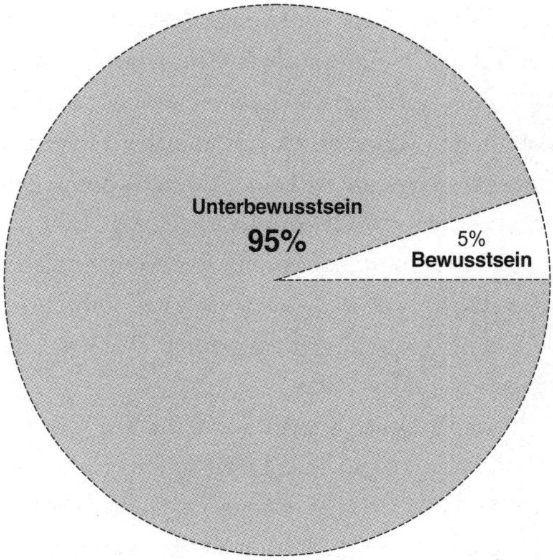

***Abbildung 7:** Verhältnis Bewusstsein zu Unterbewusstsein*

Wenn Sie nur eine Chance hätten, alles auf eine Karte zu setzen, wo würden Sie dann Ihr Geld einsetzen? Auf das Bewusstsein oder das Unterbewusstsein? Welches hat wohl das größte Veränderungspotenzial?

10 % Veränderung beim Bewusstsein sind 0,5 % Veränderung aufs Gesamte.

10 % Veränderung im Unterbewusstsein sind 9,5 % Veränderung aufs Gesamte.

Schon 1 % Veränderung im Unterbewusstsein ist mehr als 10 % Veränderung im Bewusstsein – daher ist es doch viel sinnvoller, sich auf den Teil zu konzentrieren, in dem die schnellsten Veränderungen stattfinden können.

Zum Glück muss niemand alles auf eine Karte setzen, vielleicht hinkt der Vergleich oder ist gänzlich ungeeignet, aber so wird einem die Relation zwischen Bewusstsein und Unterbewusstsein noch einmal klarer. Wir können sehr viel mit unserem bewussten Verstand lösen, wir können Autos bauen und Flieger, Menschen auf den Mond transportieren, ferne Galaxien bestaunen und Tunnel unter dem Meer vorantreiben, aber wir scheitern zu oft an den vermeintlich ganz banalen Dingen wie einer Spinnenphobie. Hypnose ist keine Raketenwissenschaft! In ihrer Einfachheit liegt das Geheimnis des Erfolgs. Wir dürfen die Hypnose nicht verkomplizieren, nur weil vermeintlich das Einfache nicht reicht. Halten wir es einfach und konzentrieren uns auf das Unterbewusstsein, wo die wahren Probleme, aber auch die Lösungen zu finden sind.

Ein sehr erfolgreicher Kollege aus den USA, Steven C. Parkhill, der sich vor allem auf die Arbeit mit an Krebs erkrankten Menschen konzentriert hat, stellte in seinem Buch *Answer Cancer* (Kapitel 18, Seite 67) folgenden paraphrasierten Vergleich an:

»Wenn du Tee aufkochst, dann möchtest du natürlich das reinste Wasser dazu benutzen und die feinsten Kräuter. Das nützt aber alles nichts, wenn die Tasse schmutzig und nicht sauber ausgewaschen ist. Es nützt also nur bedingt, gesunde Gedanken und Suggestionen in deinen Kopf zu bringen, so lange noch die verunreinigten Überreste (unerwünschte und schädliche Programmierungen) darin sind. Diese müssen, wie bei der noch schmutzigen Tasse Tee, zuerst gesäubert werden. Erst dann lohnt es sich auch, reine, saubere, gesunde Gedanken hineinzugeben.«

Wie recht er doch hat. Darum sind zudeckende Methoden oder Ansätze, die versuchen, über die Logik zu einer Problemlösung zu kommen, einfach nie so effizient oder effektiv, vor allem im Langzeitvergleich, wie die aufdeckenden und neutralisierenden Methoden. Können sie gar nicht, da der gesunde Gedanke automatisch wieder durch alte, negative Gedanken und Zweifel aus der Vergangenheit kontaminiert wird. Die Vergangenheit lebt nun einmal in uns drin.

Diese Logik ist so simpel, so einfach zu verstehen – man müsste meinen, dass das allen irgendwie einleuchtet. Aber es gibt diverse, gewichtige Hürden in der ganzen Angelegenheit, unter anderem natürlich das diametral verlaufende Interesse von Langzeittherapien und Medikamenten.

Was passiert nun in der Hypnose?

Sie können während der Hypnose alles hören. Viele Menschen sind der Meinung, dass sie währenddessen nichts um sich herum hören. Das ist schlicht nicht der Fall. Natürlich konzentrieren Sie sich voll und ganz auf meine Stimme, aber sollte draußen ein Lastwagen oder Auto vorbeifahren, so hören Sie das immer noch, ebenso wie Schritte oder Stimmen im Wartezimmer. Das ist völlig normal. Wenn Sie mich nicht mehr hören, dann sind Sie höchstwahrscheinlich eingeschlafen, und das bringt bekannterweise nichts. Also, es ist völlig normal, dass Sie andere Geräusche wahrnehmen. Es gibt Therapeuten, die sagen: »Du hörst nur noch meine Stimme.« Das ist natürlich Humbug und kann eine ansonsten erfolgreiche Sitzung sabotieren, weil die Person andere Geräusche wahrgenommen hat und dann denkt, dass sie nicht wirklich hypnotisiert war. Dadurch können die Veränderungen nicht Fuß fassen, sprich, als fehlgeschlagen erachtet und vom Unterbewusstsein abgelehnt werden.

Sie können sich anschließend auch an alles erinnern, was Sie in der Hypnose erlebt und wahrgenommen haben. Es gibt Menschen, die meinen, dass sie sich an nichts mehr erinnern können, aber das ist nicht korrekt. Es kann passieren, dass, wenn Sie in einer tiefen Hypnose waren, Sie sich zu einem bestimmten Moment nicht mehr an alles erinnern können, was gesagt wurde oder geschehen ist, aber Sie haben definitiv nichts vergessen. Das ist ein großer Unterschied. Wir können uns des Öfteren mal an etwas nicht sofort erinnern, deswegen haben wir es noch lange nicht vergessen. Es ist gut möglich, dass Sie nach der Sitzung nach Hause gehen und Ihrer Partnerin oder Ihrem Partner erzählen, wie es in der Hypnosesitzung gelaufen ist, und plötzlich fallen Ihnen weitere Dinge ein: »Ah, ja genau, das hat er auch noch gesagt, oder dieses oder jenes Thema ist auch noch hochgekommen.« Also, Sie können sich an alles Wichtige erinnern.

Sie können auch ganz normal denken und argumentieren in der Hypnose. Sie können selbst für sich entscheiden, ob Sie einen Gedanken, eine Idee oder eine Suggestion akzeptieren oder nicht. Wenn irgendetwas für Sie nicht stimmt, können Sie einen Gedanken jederzeit ablehnen. Wissen Sie, die Hypnose ist keine Einwegkommunikation, sondern beruht auf einem Austausch.

Sie können auch ganz normal reden in der Hypnose. Sollte ich Ihnen eine Frage stellen, so brauche ich auch eine Antwort. Ich bin nicht mit irgendeiner Glaskugel ausgestattet oder in einer Ratestunde, nein, ich benötige Ihre Antworten. Ich brauche nicht Ihre logischen oder vermeintlich korrekten Antworten, die können Sie mir auch gleich geben und für die müssen Sie nicht zum Hypnotiseur zu kommen. Nein, ich brauche Ihre spontanen, emotionalen Antworten und Reaktionen. Sozusagen den ersten Gedanken oder das Gefühl, das in Ihnen hochkommt. Es kann einen oder keinen direkten Zusammenhang haben mit dem Grund, warum Sie heute hier sind, aber genau diesen spontanen Gedanken, dieses Gefühl benötigen wir.

Sollten Emotionen hochkommen, aus welchem Grund auch immer oder wie auch immer geartet, so lassen Sie diese zu, denn das Unterdrücken von Emotionen ist ein Kraftakt, der Energie frisst. Je stärker Sie eine Emotion unterdrücken, desto mehr Kraft müssen Sie aufwenden, und je mehr Kraft Sie aufwenden, um etwas zu unterdrücken, desto größer wird dieses Gefühl dann auch im Leben – desto mehr Platz nimmt es im alltäglichen Leben ein. Je größer und stärker das Gefühl wird, desto mehr Energie und Kraft müssen Sie aufwenden, um es weiter zu unterdrücken und so weiter. Damit starten Sie einen Teufelskreis und Sie konzentrieren sich nur noch auf das, was Sie im Leben *nicht* mehr wollen, anstatt auf das, was Sie wirklich wollen! Also, lassen Sie Emotionen zu, gleich welcher Art. Wir kommen dadurch auch viel rascher voran – und wenn nicht hier, wo dann?

So, ich wiederhole noch einmal: Sie hören alles, Sie können denken und reden in der Hypnose – klingt alles ganz normal, korrekt? Wenn also irgendetwas aus einem Grund für Sie nicht passen sollte, können Sie jederzeit aus der Hypnose herauskommen, die Augen öffnen, aufstehen und gehen. Kein Problem. Sie haben die Kontrolle.

An dieser Stelle des Vorgesprächs erfolgt von mir eine kurze Aufklärung über die vier Einstellungen zur Suggestion (siehe Seite 148 ff.).

Abklärung aller noch offenen Fragen seitens des Klienten

Nun kann der Klient alle Fragen stellen, die er zur Hypnose, Hypnosetherapie sowie dem eigentlichen Prozess noch haben sollte und darf erwarten, diese auch offen und ehrlich beantwortet zu bekommen. Alle Unsicherheiten müssen bereinigt sein, damit der Klient sich vorbehaltlos einbringen kann. An diesem Punkt gibt der Klient seine Erlaubnis für die Sitzung durch seine Unterschrift.

Oder aber, was mir in Tausenden von Sitzungen vielleicht zwei- oder dreimal passiert ist: Der Klient verzichtet auf die Weiterführung der Sitzung und überlegt es sich noch einmal oder bricht gänzlich ab. Das kann und darf geschehen. Entweder stimmt die Chemie zwischen Hypnotiseur und Klient nicht, der Klient merkt, dass Hypnose doch nicht sein Weg ist, er ist noch nicht bereit, oder aber die Lösung könnte für ihn schlimmer sein als das eigentliche Problem und er müsste dadurch den sekundären Krankheitsgewinn aufgeben, wozu er in diesem Moment nicht gewillt ist. Natürlich besteht auch für den Hypnotiseur die Möglichkeit, auf eine Weiterführung der Behandlung zu verzichten und einen Abbruch herbeizuführen. Selbstverständlich untersteht auch ein Hypnotiseur/Hypnosetherapeut der normalen Schweigepflicht.

Noch Fragen?
Wenn Sie jetzt also noch Fragen haben zur Hypnose oder zur eigentlichen Sitzung, die wir gleich gemeinsam angehen, so wäre dies der Moment dafür. Das Einzige, was Sie davon abhalten kann, in die Hypnose zu gehen, ist die Angst vor der Hypnose oder noch vorhandene Unsicherheiten oder Missverständnisse. Darum ist es so wichtig, dass wir dieses ausführliche Vorgespräch durchführen.

Wenn Sie es mir erlauben, so werde ich Sie jetzt sogleich in die Hypnose begleiten. Ich werde Ihnen zeigen, wie Sie in diesen wunderbaren Zustand der Hypnose kommen können. Sie werden die körperliche Entspannung und die mentale Wachsamkeit spüren. Wenn Sie mir erlauben, werde ich Ihnen zeigen, wie Sie in der Hypnose bleiben können, bis wir fertig sind. Wenn Sie aus irgendeinem Grund nicht mehr länger in diesem wunderbaren Zustand der Hypnose bleiben wollen, genügt der leiseste Gedanke und Sie sind wieder zurück im Hier und Jetzt. Aber, wie schon erwähnt, wenn Sie es mir erlauben und meiner Führung folgen, werde ich Ihnen zeigen, wie man dahin kommt und dort auch bleiben kann, so lange man will. Wenn Sie also meinen simplen Instruktionen folgen, dann gibt es nichts auf dieser Welt, was Sie davon abhalten könnte, in die Hypnose zu gehen.

»Haben Sie noch Fragen?«
Mit dieser Frage wird das sogenannte Vorgespräch abgeschlossen. Wenn der Klient noch Fragen hat, so werden diese selbstverständlich beantwortet. Dies ist das Minimum, was jeder Klient von seinem Hypnotiseur erwarten darf und zu hören bekommen sollte. Dieses Vorgespräch inklusive der Erklärung des Mind Modells ist von so großer Wichtigkeit, dass es bis zu 80 % des Erfolgs

einer Hypnosesitzung ausmacht. Nur ein aufgeklärter, angstfreier Klient ist auch ein guter Klient. Die Verantwortung darüber, ob das Vorgespräch durchgeführt wird oder nicht, ist keine Sache des Klienten, sondern ganz klar und eindeutig im Verantwortungsbereich des Hypnotiseurs. Es ist auch nicht Sache des Klienten, seine Ängste oder Bedenken zu äußern, sondern es liegt an uns, ihm dabei behilflich zu sein, diese aufzulösen, denn einige Klienten haben Hemmungen, die Dinge anzusprechen, die sie verunsichern. Durch dieses Vorgespräch beweist der Hypnotiseur ein gewisses Mindestmaß an Kompetenz. Der Rapport zwischen Klient und Hypnotiseur wird dadurch weiter gefestigt und bereitet den Klienten darauf vor, sich durch den eigentlichen Prozess der Therapie führen zu lassen. Wohl wissend, dass er zu nichts gezwungen werden kann, was er selbst nicht möchte.

Hypnose ist einfach. Ich kann das nicht oft genug wiederholen. Man muss kein Wissenschaftler sein, um sie zu verstehen. Hypnose kann und soll so vereinfacht wie nur möglich den Menschen erklärt und näher gebracht werden. Wenn verstanden wird, was Hypnose wirklich ist, was sie kann und was nicht, dann verlieren die Menschen ihre Bedenken und Berührungsängste und sind offen dafür, Hypnose als das wertvolle Hilfsmittel anzusehen, das sie in Tat und Wahrheit auch ist. Sie sollten sie zumindest in Erwägung ziehen und nicht von vornherein als Humbug oder unseriös in eine Schublade stecken.

Lesen Sie diesen Text also ruhig noch einmal durch, vielleicht fallen Ihnen ja weitere Details auf. Nutzen Sie am besten die Abbildung des Mind Modells, um sich klarer vor Augen zu halten, über welchen Teil unseres Hirns ich gerade erzähle. Sie werden mit mir übereinstimmen – Hypnose ist einfach zu erklären, einfach zu verstehen, einfach herbeizuführen und einfach wieder aufzulösen, da es sich um einen komplett natürlichen und selbstverständlichen Zustand der Menschheit handelt, den man schon seit Tausenden von Jahren kennt und zu seinem Vorteil nutzt. Warum also nicht auch Sie?

Wie weiß ich, dass ich hypnotisiert war?

Das ist eine berechtigte Frage. Am einfachsten merken Sie es, wenn Ihr Problem gelöst ist. Das ist sicher der erstrebenswerteste Beweis, dass Sie hypnotisiert waren.

Wie im Vorgespräch zur Hypnose (Mind Modell) bereits erklärt, nehmen Menschen die Hypnose unterschiedlich wahr. Aber das will nichts heißen und die Anzeichen der Hypnose sind sehr flüchtig. Ein guter Hypnotiseur baut den einen oder anderen Convincer (*Überzeuger*) ein.

Anzeichen für Hypnose aus Sicht des Hypnotiseurs gibt es ganz viele, aber das alles sind nur Anzeichen und keine Beweise. Aus Sicht des Klienten ist es nicht immer offensichtlich. Die Frage sei erlaubt, ob wirklich Beweise nötig sind. Solange das Problem gelöst wird, ist ja kein weiterer Beweis notwendig. Trotzdem besteht darüber oft eine gewisse Verunsicherung beim Klienten. Gute Hypnotiseure können jedoch auf geeignete Maßnahmen zurückgreifen, um den Klienten zu zeigen, dass sie wirklich in Hypnose waren. Je tiefer ein Klient in Hypnose ist, desto einfacher können solche Phänomene herbeigeführt werden, die auch überzeugend auf den Klienten wirken. Zweifel, ob der Klient nun in Hypnose war oder nicht, können sich für beide, den Klienten wie den Hypnotiseur, nachteilig auswirken. Zweifel können auch schon mal eine gelungene Hypnosesitzung wieder zunichte machen.

Die heutigen Techniken, wie zum Beispiel die Positronen-Emissions-Tomografie oder funktionelle Magnetresonanztomografie, ermöglichen, durch bildgebende Verfahren aufzuzeigen, ob jemand gerade einen hypnotischen Zustand durchlebt oder nicht. Nachdem die Bandbreite der Hypnose aber extrem groß ist und unser Hirn sehr komplex, können auch solche Verfahren zu Fehlinterpretationen führen. Denken Sie immer daran, wenn es sich gut angefühlt hat, dann waren Sie höchstwahrscheinlich in Hypnose, und wenn Ihr Problem zudem noch gelöst ist, was braucht es noch mehr? Ein erfahrener Hypnotiseur erkennt die Signale (die Hypnotisierten »sprechen« konstant zu uns über Mimik, Gestik und vielen weiteren Merkmalen, ohne auch nur ein Wort sagen zu müssen) und kann diese dem Klienten auch in Form von Feedbacks bestätigen, sodass dieser mögliche Zweifel ausräumen kann.

Zusammenfassung der besprochenen Ziele und Erwartungen des Klienten

Im Anschluss daran werden noch einmal die Ziele für diese Sitzung bestätigt – ab und zu ändern die Klienten während des Vorgesprächs ihre Meinung zu den Prioritäten oder zur Kernproblemstellung – und der Hypnotiseur fasst alles zusammen.

Einleitung der Hypnose und Vertiefung

Circa eine bis sieben Minuten
Der Klient liegt spätestens jetzt in einem bequemen Sessel, in dem er sich sicher fühlt und auch nicht die Gefahr besteht, dass er herausfällt oder es über die Zeit unbequem wird, wie zum Beispiel auf einer Massageliege. Ein guter Sessel ist eine wichtige Investition und hier sollte nicht gespart werden. Bei uns in der Pra-

xis verwenden wir nur Produkte von einem norwegischen Hersteller, der unseren Spezifikationen entspricht. Es gibt aber schon mal Situationen, je nachdem, wie ich die Person und die Thematik einschätze, in der ich die Person im Stehen hypnotisiere und mit ihr arbeite. Das ist meistens dann der Fall, wenn ich spüre, dass dadurch ein schnelleres Erzielen eines Resultates möglich ist. Stehen stört den Klienten nicht wirklich, aber mehr als 20 Minuten sollte es nicht dauern.

Nachdem die Person die Erlaubnis dazu gegeben hat, wird sie in die Hypnose begleitet. Je nach Empfänglichkeit und angewandter Methode kann dies sehr rasch geschehen oder aber so bis zu sieben Minuten dauern. Wenn man die Vertiefungstechnik mit berücksichtigt, sind maximal zehn Minuten sicher in Ordnung, danach muss aber mit der eigentlichen Arbeit begonnen werden, außer, jemand ist zur Leer- oder Entspannungshypnose da, aber das ist doch eher selten. Meine persönliche Hypnoseeinleitung ist natürlich die Elman Induktion, die, wenn richtig durchgeführt, vielleicht so vier bis sechs Minuten dauert. Wenn ich merke, dass jemand bereits in Hypnose ist, so kürze ich auch ab und gehe direkt in die eigentliche Therapie über. Sollte jemand Mühe bekunden loszulassen, so kann man sich auch mal mehr Zeit gönnen und dem Klienten helfen, in die Hypnose zu gehen. Wenn Sie es aber erst einmal erlernt haben, geht es bei einer späteren Sitzung schon viel schneller.

Eigentliche Hypnosetherapie

Die eigentliche Therapie dauert circa 20–90 Minuten, je nach Thema, Komplexität und was alles während der Sitzung zum Vorschein kommt. Dieser Teil folgt auch wieder klaren Prozessen, Techniken und Methoden, die aber entsprechend individuell an die Person, die Thematik und die Situation angepasst werden können. Ziel ist es, dass der Klient die negativen Emotionen oder das unerwünschte Verhalten nicht mehr länger spürt oder an den Tag legt. Eine positive Energie sollte die negative ablösen, Klärung, Verständnis und Balance ins Leben der Person kommen, damit sie wieder ein unbeschwertes Leben leben kann.

Auflösen der Hypnose und hypnotisches Nachgespräch

Dauer: eine bis fünf Minuten
Die Hypnose kann sehr einfach aufgelöst werden. Wie alles andere auch, handelt es sich um einen Prozess. Je tiefer der Klient in Hypnose war und je nach Dauer der eigentlichen Sitzung, löst man die Hypnose unterschiedlich schnell auf. Das sind dann vielleicht 30 Sekunden Unterschied, mehr nicht. Das Auflösen der Hypnose ist einfach, aber es gehört sicher ein wenig Fingerspitzengefühl dazu, denn wer möchte schon, wie ab und zu in Filmen zu sehen, mit einem lauten Schnippen oder gar Klatschen aus einer Hypnose herausgeholt werden. Das heisst nicht, dass keine Energie in das Auflösen der Hypnose gepackt werden könnte. Im Gegenteil, oft ist es ratsam, sehr dynamisch mit dem Klienten zu sprechen und ihn aus der Hypnose zu begleiten, damit er nach dem Öffnen der Augen wieder zurückfindet ins Hier und Jetzt. Obwohl der formelle Prozess der Hypnose beendet ist, ist der Klient noch für 30–60 Sekunden in einem sehr suggestiblen Zustand. Ein erfahrener Hypnotiseur kann das zum Wohl des Klienten positiv nutzen.

Besprechung der Sitzung und, sofern erwünscht, weiteren Termin ausmachen

Je nach Thematik und Verlauf der Sitzung sowie den aufgedeckten Ursachen wird dies mit dem Klienten besprochen. Da sich die Klienten in den meisten Fällen sehr gut an das Erlebte erinnern können, kann es noch zusätzlichen Gesprächsbedarf geben. Meist ist den Klienten aber völlig klar, was sie soeben in der Hypnose erlebt und herausgefunden haben. Viele zeigen sich erstaunt und sagen, dass sie geglaubt hätten, das Thema sei schon längst aufgearbeitet gewesen, oder dass sie nie und nimmer vermutet hätten, ihr Problem hätte diese oder jene Ursache gehabt.

Feedback/Nachfassen, sofern notwendig

Der Klient gibt dem Hypnotiseur ein Feedback zum Resultat der Sitzung und ob er zufrieden mit dem Ergebnis ist oder eine Folgesitzung erwünscht oder benötigt wird. Das kann schriftlich oder telefonisch erfolgen. Manche Hypnotiseure lassen den Klienten sogar eine Online-Umfrage zum Ausfüllen zukommen, um statistische Auswertungen zu erhalten, was unsere Arbeit sogar noch weiter professionalisiert.

Es ist nicht immer selbstverständlich, ein Feedback zu erhalten, aber ab und zu gibt es Fälle, wo man Monate, ja Jahre nichts von dem Klienten hört, aber plötzlich kommt jemand in die Praxis und erzählt, dass er aufgrund der Mundpropaganda eines früheres Klienten hier sei. Das ist auch eine Form von positivem Feedback. Nicht sehr zeitnah – aber nicht minder wertvoll.

Die vier Einstellungen gegenüber Suggestionen

Wenn im Bewusstsein dieser kritische Faktor sitzt, der alles filtert und zensiert, und das Unterbewusstsein faul, träge und bequem ist, wie sollen dann positive, gesunde und erwünschte Suggestionen im Unterbewusstsein überhaupt Fuß fassen und wirken können?

Genau da kommt die Hypnose ins Spiel, denn sobald ein Mensch hypnotisiert ist, zieht sich der kritische Faktor zurück. Er geht in den Hintergrund oder an die Seitenlinie, wenn man den Sport als Vergleich heranziehen möchte. Er ist natürlich nicht komplett inaktiv oder gar gelöscht, er ist nur temporär ruhig gestellt. Er kann einfach nicht mehr dazwischenfunken und durch seine eigene Logik die wahren Gründe für Probleme als unlogisch abweisen. Das ist übrigens auch die Definition der Hypnose: Die Umgehung des kritischen Faktors des Bewusstseins und die Etablierung von selektivem, akzeptablem Denken.

An dieser Stelle sei noch einmal erwähnt, dass der Selbstschutz immer noch da ist, um unerwünschte oder gar unsinnige Suggestionen abzulehnen.

Wenn Sie also eine Suggestion von mir erhalten, dann hören Sie diese auch laut und deutlich. Ich werde Ihnen keine Suggestionen geben, die gegen ihre Moral, Ethik oder religiösen Vorstellungen verstoßen, nein, es handelt sich um ganz normalen, gesunden Menschenverstand, angepasst an Ihre Person, die Thematik und die Situation.

Anmerkung: Wenn eine Person in Hypnose ist und eine Suggestion hört, so kann sie nur eine von vier möglichen mentalen Einstellungen dazu einnehmen. Welche die Person wählt, entscheidet darüber, ob die Suggestion akzeptiert oder abgelehnt wird. Die hypnotisierte Person muss eine der vier folgenden Einstellungen wählen, wenn sie die Suggestion hört, und wir gehen immer davon aus, dass die Suggestionen an die Person, die Thematik und die Situation angepasst sind. Suggestionen, die von der Person als nicht wünschenswert erachtet werden, werden direkt abgelehnt. Der Irrglaube, dass man Menschen in Hypnose zu etwas bringen kann, was sie gar nicht wollen, ist schlichtweg falsch.

Ich mag die Suggestion

Okay, ich mag die Suggestion und ich weiß, dass sie für mich funktioniert. Diese Einstellung ist die einzige, bei der eine Suggestion im Unterbewusstsein Einlass findet und so eine Veränderung stattfinden kann. Falls nicht, bleiben Sie auf der alten Programmierung sitzen.

Wissen Sie, das ist ein wenig wie bei einem Computer. Wenn Sie dort eine alte Programmierung löschen und ersetzen durch eine neue, aktualisierte, dann kann der Computer nur noch in der neuen Programmierung funktionieren – es ist ihm unmöglich geworden, mit der alten Programmierung weiterzuarbeiten. Genauso verhält es sich auch mit unserem Unterbewusstsein. Wenn erst einmal eine alte Programmierung komplett gelöscht und ersetzt wurde durch eine neue, wünschenswerte, dann können Sie ebenfalls nur noch mit der neuen Denk- und Empfindungsweise funktionieren. Dann hat der erwünschte Wechsel auch wirklich stattgefunden.

Irgendetwas stimmt nicht

Sie hören die Suggestion und denken: *»Okay, gute Suggestion, aber irgendetwas stimmt nicht ganz für mich.«* Das ist wie bei einem Paar Schuhe, die Sie im Laden sehen. Sie denken sich: »Wow, genau die habe ich schon lange gesucht, es ist zudem das letzte Paar, und dann noch 50 % Rabatt! Aber leider sind sie eine halbe Nummer zu klein.« Sie können die Schuhe nun kaufen, Sie können damit auch herumlaufen, aber abends, wenn Sie die Schuhe ausziehen, haben Sie wahrscheinlich Blasen an den Füßen.

Wenn Sie also diese Einstellung an den Tag legen, dann wird die Suggestion abgelehnt und es tritt keine Veränderung ein, Sie behalten die alte Programmierung bei.

Vielleicht erinnern Sie sich, ich habe Ihnen erzählt, dass Sie in der Hypnose sprechen und denken können. Sollte ich Ihnen also eine Suggestion geben, bei der Sie sagen: »Das ist eine gute Suggestion, aber dieses Wort oder jenes Detail passt bei mir nicht ganz«, dann können Sie das sagen und wir machen gemeinsam eine Suggestion daraus, bei der Sie wieder folgende Einstellung an den Tag legen können: »Okay, ich mag die Suggestion und ich weiß, dass sie für mich funktioniert.«

Es bedeutet mir nichts

»Okay, nette Suggestion, aber irgendwie bedeutet sie mir nichts.« Es fehlt eventuell ein persönlicher Bezug oder eine Emotion, die mit der Suggestion in Verbindung gebracht werden kann. Emotionslos, weder Fisch noch Vogel.

Bei dieser Einstellung wird die Suggestion abgelehnt und es tritt keine Veränderung ein.

Ich hoffe, es funktioniert

Die vierte Einstellung gegenüber einer Suggestion ist der Grund, warum bei den meisten Menschen die Hypnose keine Wirkung hat: *»Okay, ich mag die Suggestion – ich* HOFFE, *dass sie funktioniert.«* Hoffen, probieren und versuchen führen automatisch zur Ablehnung einer Suggestion. Es tritt also keine Veränderung ein, denn alle drei Worte – hoffen, probieren und versuchen – beinhalten auch die Möglichkeit, dass es schiefgehen kann. Die innere Überzeugung ist einfach nicht die richtige.

Streichen Sie daher bitte diese drei Worte aus ihrem Vokabular und Sie werden sehen, ihr Leben kann sich schon dadurch zum Besseren wenden, Sie lassen viel weniger Raum für Zweifel. Das heißt nicht, dass Ihnen nun alles gelingt, aber auch hier geht es darum, die Chancen auf Erfolg zu maximieren.

Also, die einzige Einstellung, die auch wirklich zum Erfolg führt, ist:

»Okay, ich mag die Suggestion und ich weiß, dass sie für mich funktioniert.«

Die Verantwortung darüber, welche dieser Einstellungen Sie übernehmen, liegt in jedem Fall bei Ihnen und nur bei Ihnen. Damit haben Sie auch einen ganz großen Anteil daran, ob wir beide Erfolg in der Sitzung haben werden.

Die sieben verschiedenen Ebenen in der Hypnose

Jetzt kommen wir zu den verschiedenen Ebenen der Hypnose, die wir heute kennen. Ich möchte, dass Sie nicht nur verstehen, was Hypnose ist, sondern auch, welche Unterschiede es gibt, welche Merkmale in den einzelnen Ebenen auftreten können und deren Vorzüge. Hypnose ist nicht einfach Hypnose. Es gibt faszinierende Ebenen, die Dinge ermöglichen, bei denen ich den Unglauben, die Verblüffung und zugleich die Faszination meiner Schüler beobachten kann. Es freut mich immer ganz besonders, wenn sich Ärzte für diese Phänomene begeistern und schockiert sind, dass ihnen das ein »Hypnotiseur« zeigt und beibringt und diese Technik nicht zur Grundausbildung des Arztes gehört. Wie viele Medikamente durch vermehrten Einsatz von Hypnose weniger verschrieben werden müssten, wie viel Leid vermieden werden könnte. Das Potenzial der Hypnose ist gigantisch.

Viele Leute bringen eine leichte oder mittlere Trance mit Hypnose in Verbindung. Das ist jedoch noch nicht mehr als Entspannung. Entspannung kann einigen helfen, einfacher in die Hypnose zu gehen, ist jedoch definitiv nicht notwendig. Es ist eine Fehlinformation, dass man entspannt sein muss, um hypnotisiert werden zu können. Stellen Sie sich einfach jemanden in einer Bar vor, es ist laut, die Person steht vielleicht inmitten einer Gruppe, die erst noch gebannt auf die zu hypnotisierende Person schaut. Da ist nicht wirklich von Entspannung zu sprechen und trotzdem kann die Person innerhalb weniger Au-

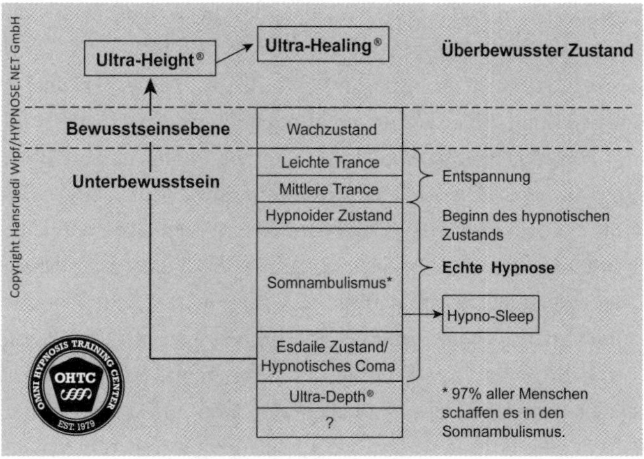

Abbildung 8: Ebenen der Hypnose

genblicke in eine tiefe Hypnose gehen. Also, verabschieden Sie sich von dem Gedanken, dass es ruhig und still sein muss – natürlich ist es im therapeutischen Umfeld von Vorteil, aber hier geht es darum, ob jemand entspannt sein muss oder nicht.

Entspannung ist nicht unbedingt notwendig, aber im therapeutischen Umfeld sicher sinnvoll, obwohl es auch da immer wieder Fälle gibt, bei denen die Person nach wie vor angespannt und nervös ist. Ein guter Hypnotiseur kann mit solchen Situationen umgehen.

Der hypnoide Zustand

Das ist der Zustand, bei dem wir in leichter Form von Hypnose sprechen können, und sicher die Basis, um weiter vorzurücken in die nächst tieferen Ebenen. Diese Übergänge sind fließend und man kann nicht wirklich sagen, dass haarscharfe Grenzlinien dazwischen gezogen sind. Der hypnoide Zustand ist jedoch noch nicht geeignet, um wirklich größere Themen anzugehen und rasch signifikante Veränderungen zu erzielen. Dazu benötigt man den Somnambulismus, die tiefe Hypnose. Es können im hypnoiden Zustand aber bereits erste therapeutische Ansätze zum Tragen kommen, speziell dann, wenn die Person Mühe bekundet loszulassen, um tiefer zu gehen. Wir können der Person aber auch dabei behilflich sein, sich auf eine mögliche Zweitsitzung vorzubereiten, damit sie es dann besser schafft loszulassen. Das kann ab und zu schon mal vorkommen und geschieht meist bei Menschen, die eher zurückhaltend sind und erst einmal erfahren oder erleben wollen, wie so eine Hypnosesitzung abläuft, um sich dann wirklich darauf einzulassen.

Der Somnambulismus

Anmerkung: Der Ausdruck Somnambulismus hat im Kontext der Hypnose nichts mit der medizinischen Bedeutung von Somnambulismus zu tun, dort wird er als Fachbegriff für Schlafwandeln genutzt. In der Hypnose wird dieser Ausdruck verwendet, um einen tiefen, soliden Zustand der Hypnose zu definieren.

Der Somnambulismus ist das wirksamste und effizienteste Arbeitsniveau der Hypnose. Hier verbringen wir mit den Klienten 80 % der Zeit, wenn wir therapeutisch unterwegs sind. In diesem Zustand werden die Phänomene möglich, die uns relativ einfach auch in die frühen Kindheitserinnerungen gehen lassen, um herauszufinden, wann, wie, warum, wo und eventuell durch wen ein ISE gesetzt wurde. Der Zahnarzt kann diesen Zustand nutzen, um ohne chemische Anästhesie Implantate zu setzen. Der Somnambulismus ermöglicht auch diese aus Spaß oder Neugierde erwünschten Reisen in »frühere Leben«, sofern es solche wirklich gibt. Es ist der Zustand, der benötigt wird, um die intensivsten Erlebnisse zu haben.

Im Somnambulismus tritt eine Analgesie (Schmerzunempfindlichkeit) ein, die durch geschickte Suggestionen gezielt zur kompletten Schmerzfreiheit ausgebaut werden kann. Der Klient kann ganz normal auf ein Gespräch reagieren und mit einem Arzt ohne Probleme interagieren. Er kann sogar die Augen offen haben, ohne dass es dem Zustand schadet. Im Somnambulismus können ganze Operationen durchgeführt werden, bis hin zu einem Kaiserschnitt oder eben dem Setzen von Implantaten. Die Erholungsphase wird durch das Weglassen einer chemischen Anästhesie noch beschleunigt und der Einsatz von Medikamenten nach einer OP kann ebenfalls reduziert werden. Chirurgen berichten auch von weniger Komplikationen während Operationen, die rein mit Hypnose durchgeführt werden. Die Patienten sind einfach viel ruhiger, entspannter, gelöster. Außerdem hat ein Arzt, der Hypnose verwendet, dadurch bereits die Tendenz, näher auf seine Patienten einzugehen, was an sich schon wieder förderlich ist.

Meine Erfahrungen in sogenannten Notfallszenarien im Spitzensport, wie zum Beispiel bei einem extrem schmerzhaften Muskelfaserbündel-Abriss im Oberschenkel während eines Handballspiels, zeigen, dass die Hypnose auch in akuten Situationen sehr gut zum Einsatz kommen und der Somnambulismus praktisch sofort herbeigeführt werden kann – und glauben Sie mir –, der Spieler war alles andere als ruhig und entspannt in dem Moment. Der Schmerz ist sofort unter Kontrolle (aufgelöst), die Genesungsphase kann beginnen und kann so im Vergleich zu einer Behandlung ohne Hypnose um bis zu 50 % reduziert werden. So etwas erfordert jedoch ein sofortiges Einschreiten kurz nach dem Ereignis. Ich sage es ja: Hypnose ist faszinierend!

Somnambulismus ist keine Konstante

In den hypnotischen Zustand des Somnambulismus zu kommen, kann von einigen wenigen Minuten bis zu ein paar Sekunden dauern. Speziell wenn jemand früher bereits hypnotisiert wurde und gut darauf angesprochen hat oder wenn jemand somnambul veranlagt ist, dann dauert es gerade einmal ein paar Sekunden bis in den Somnambulismus. In diesen Fällen kann meist auch innerhalb von zwei bis drei Minuten mit dem therapeutischen Ansatz begonnen werden.

Der Somnambulismus, das ist ebenfalls wichtig zu wissen, ist keine Konstante. Man ist nicht einfach *drin* und das war es

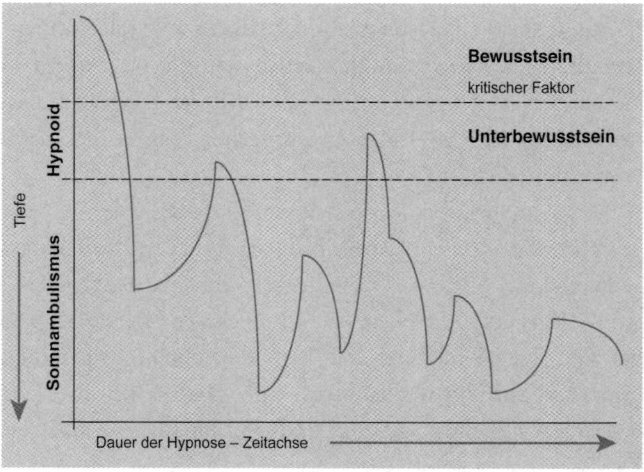

***Abbildung 9:** Wellenbewegungen des Somnambulismus-Zustands*

dann. Nein, auch der Somnambulismus unterliegt Schwankungen, in der die hypnotisierte Person mal wieder rationaler wird und auch die Emotionen weniger, mal tiefer hinunter in den Somnambulismus geht, um dann vielleicht noch tiefer zu sinken. Das ist völlig normal und kein Problem. Solange der Hypnosetherapeut gezielt weiterarbeitet, funktioniert es auch.

Im Somnambulismus kann eine selektive Amnesie auftreten, bei der die Person sich nicht mehr daran erinnert, was gesagt oder getan wurde. ABER – ganz wichtig – die Person vergisst nichts! Sollte irgendetwas gesagt oder getan werden, was unsinnig oder unsittlich wäre, dann ist immer noch der Selbstschutz anwesend, der eingreifen würde. Kann gut sein, dass die Person ihrem Umfeld von der Hypnosesitzung erzählt und dann die Erinnerungen auch plötzlich wieder da sind. Auch das ist völlig normal und kein Problem.

Hypno-Sleep

Hypno-Sleep ist eine Technik, die von Dave Elman entwickelt und an seinem Sohn Larry erstmals angewendet wurde, um ein Trauma aus dessen Kinderzeit zu bewältigen. Dazu benötigt man tiefen Somnambulismus. Das funktioniert vor allem bei Kindern sehr gut. Da es aber eine völlig andere Technik ist, möchte ich sie in diesem Buch nicht näher beschreiben.

Der Esdaile-Zustand

Anmerkung: Auch bekannt unter Hypnotisches Koma. Das hat aber nichts mit einem medizinischen Koma zu tun, sondern beruht auf den Phänomenen, die in diesem Zustand automatisch eintreten.

Dieser Zustand, der unter dem Somnambulismus angesiedelt ist, wurde nach dem schottischen Arzt Dr. James Esdaile (1808–1859) benannt, der um 1850 herum in Kalkutta in Spitälern und Gefängnissen nur mithilfe von Hypnose ganze Gliedmaßen amputierte und damit viele Leben rettete. Die Überlebensrate bei so komplizierten Eingriffen war dazumal, obwohl in einem Land fern von Europa und vermeintlich weniger entwickelt, dadurch signifikant höher als mit den Methoden, die als modern erachtet wurden.

Faszinierend, welches Wissen bereits vorhanden war – erstaunlich aber auch, wie dieses Wissen über lange Strecken konsequent ignoriert, ja sogar unterdrückt wurde! James Esdaile wurde gar der »Gotteslästerung« beschuldigt und mit dem Ausschluss aus der Britischen Königlichen Ärztegesellschaft bedroht, sollte er weiter diese Methoden anwenden, denn Gott hatte ja den Schmerz erfunden, und den Menschen den Schmerz zu nehmen, sei somit gegen Gottes Willen.

Das war natürlich nur so lange korrekt, bis das Chloroform erfunden wurde, dann schien Gott (und die Königliche Ärztegesellschaft gleich mit) seine Meinung geändert zu haben. Plötzlich war es in Ordnung, den Menschen den Schmerz zu nehmen. Es ist halt wie so mit vielem anderen auch. Wenn man es nicht selbst erfunden hat oder nicht wirklich beherrscht oder versteht, dann hat es nicht denselben Wert und wird kritisch beäugt oder gar bekämpft.

Was geschieht im Esdaile-Zustand

Es tritt, sobald der Zustand erreicht ist, eine spontane Anästhesie (= Schmerzfreiheit) ein, ohne dass unterstützende Suggestionen notwendig wären. Die Person in diesem Zustand befindet sich in einer mentalen, geistigen Euphorie, die als extrem angenehm und entspannend wahrgenommen und beschrieben wird.

Hinzu kommt, dass es der Person vollkommen egal ist, in welcher körperlichen Haltung sie sich gerade befindet.

Esdaile benötigte damals noch viele Stunden bis mehrere Tage, bis er den Zustand bei seinen Patienten erreicht hatte. Heute können wir das sehr viel rascher und vor allem gezielter herbeiführen. Bei Personen, die sehr gut hypnotisierbar sind oder gut eingeübt, kommt dieser Zustand innerhalb weniger Minuten, ja sogar weniger Sekunden zustande. Bei meinen Schülern erreichen je nach Klasse zwischen 70 %, ab und zu sogar 100 % diesen Zustand. Es ist wohl einer der auch für Außenstehende faszinierendsten Zustände der Hypnose, die die Menschheit kennt, da die Resultate sehr gut dargestellt werden können, um zu beweisen, dass er eingetreten ist. Die Mediziner in meinen Ausbildungen sind besonders angetan von diesem Zustand und wünschen sich meist, dass sie das schon sehr viel früher gelernt hätten.

Wozu kann man den Esdaile-Zustand oder eben auch das »Hypnotische Koma« überhaupt verwenden?

Schmerzmanagement

Nachdem eine spontane Anästhesie eingetreten ist, ist er natürlich hervorragend für Schmerzpatienten geeignet, zum Beispiel für schwierige Operationen, bei denen eine chemische Anästhesie zu gefährlich wäre, nicht vertragen wird oder der Klient dies nicht wünscht, sowie bei Krankheiten im Endstadium, wenn Schmerzmittel nicht mehr ansprechen oder man vermeiden möchte, dass die Dosis konstant erhöht wird. Geschickt gemacht vom Hypnotiseur, kann der Schmerz über einen längeren Zeitraum, auch nach Auflösung der Hypnose, fernbleiben, bis hin zur kompletten Auflösung. Solche Themen gehören zu jeder Standardausbildung. Trotzdem empfehle ich Hypnotiseuren hier noch Weiterbildungen zum Schmerzspezialisten.

Schmerzen ist eines der großen Themen in der heutigen Gesellschaft und ein geradezu prädestiniertes Thema, um mit Hypnose Abhilfe zu schaffen oder mehr Kontrolle darüber zu erhalten.

Wichtige Information zum Thema Schmerzbehandlung
Schmerz ist immer auch ein Signal des Körpers, dass etwas nicht stimmt – egal ob Kopfschmerzen/Migräne, Bauch- oder Brustschmerzen, ob akut, chronisch oder diffus –, was auch immer für Schmerzen Sie haben, diese müssen vorab ärztlich geklärt werden, bevor mit Hypnose gearbeitet werden kann. Die Untersuchung beim Arzt muss gewisse Dinge ausschließen oder feststellen, um sicherzugehen, dass die Eliminierung von Schmerzen durch Hypnose nicht etwa ein grundlegendes Problem maskiert.

Das ist daher eines der wenigen Themen, die man bei der Hypnose unbedingt beachten und respektieren muss. Ein Beinbruch beispielsweise verursacht einen akuten Schmerz, der klar definierbar ist, und da kann als Notfallintervention sicher die Hypnose angewendet werden. Das bedeutet aber selbstverständlich trotzdem, dass, auch wenn keine Schmerzen mehr da sind, der oder die Verunfallte ins nächste Krankenhaus gehört. So viel gesunden Menschenverstand sollte man voraussetzen.

Wenn aber eine klare Diagnose gestellt wurde und klar ist, warum Schmerzen da sind, sodass man ohne Probleme daran arbeiten kann, diese mit Hypnose zu reduzieren oder zu eliminieren, dann gibt es keinen Grund mehr, Schmerzen zu verspüren. Das Signal, dass etwas nicht stimmt, ist ja angekommen. Wenn wir zum Beispiel eine Nachricht per Telefon überbracht haben, dann hängen wir danach auf – wir benötigen keine konstante Verbindung, und genauso verhält es sich auch mit Schmerzen.

»Also, ganz wichtig: Schmerzen gehören immer zuerst abgeklärt und danach können sie sicher mit Hypnose behandelt werden.«

Im Esdaile-Zustand können ganze Gliedmaßen amputiert werden, ohne dass der Klient auch nur den kleinsten Schmerz wahrnehmen würde. Das ist jetzt nicht etwas, was auf Zuruf so rasch erzielbar ist, und nicht alle Menschen reagieren gleich darauf, einigen gelingt es relativ rasch, in diesen Zustand zu kommen, wieder andere benötigen schon ein wenig Übung. Grundsätzlich hat aber jeder Mensch die Fähigkeit, diesen Zustand zu erreichen.

Burn-out/Erschöpfung

Da ein Burn-out, je nach Stadium, einhergeht mit tiefster Erschöpfung und Antriebslosigkeit, so gibt es wohl kaum einen besser geeigneten Zustand, um die Batterien wieder aufzuladen, als den Esdaile-Zustand. Die Erholung, die ich bei einigen Klienten bereits beobachten durfte, ist teils frappant. Die mentale Euphorie, die im Esdaile eintritt, ist schon ein faszinierendes Phänomen. Als wenn ein Regenerationsturbo gezündet worden wäre.

Das Tolle daran ist, man kann diesen Zustand den Klienten beibringen, sodass sie, wie bei der Selbsthypnose auch, von selbst in den Esdaile-Zustand gehen können und nicht jedes Mal einen Termin mit dem Hypnotiseur vereinbaren müssen. Den Klienten eine Unabhängigkeit vom Hypnotiseur zu ermöglichen, ist von elementarer Wichtigkeit. Wir müssen uns von anderen Therapieformen oder Medikamenten unterscheiden und auch abgrenzen können. Die Menschen unnötig oft in die Praxis zu holen, wenn wir ihnen die Selbsthilfe auf den Weg geben können, ist genau eins dieser Dinge, die Langzeittherapien allgemein in Verruf bringen. Wenn wir wissen, wie ein Leid zeitlich zu reduzieren ist, dann ist es unsere Pflicht, dieses Wissen auch anzuwenden, ungeachtet der kommerziellen Konsequenzen.

Therapie im Esdaile?

Einen Nachteil hat dieser Zustand. Da der Klient im Esdaile-Zustand eine mentale Euphorie durchlebt, schließt er sein Umfeld aus. Er möchte niemandem mehr zuhören oder auf irgendwelche Suggestionen reagieren. Er möchte nicht sprechen (und tut es auch nicht), er möchte nur in Ruhe gelassen werden.

Wenn ich also therapeutisch tätig sein möchte, sprich auf die Interaktion mit dem Klienten angewiesen bin, so taugt dieser Zustand nur bedingt, und der Klient muss dazu gebracht werden, eine Ebene höher zu kommen (in den tiefen Somnambulismus), um mit ihm wieder kommunizieren zu können.

Es gibt eine wunderbare Hypnosetherapeutin, Ines Simpson aus Kanada, die einen Weg gefunden zu haben scheint, mit den Klienten in diesem Zustand eine Kommunikation aufzubauen und so ihre Probleme anzugehen, aber wie das im Einzelnen funktioniert, führt hier zu weit.

»Stecken bleiben« in Hypnose

Man hört ja immer wieder mal, dass jemand in der Hypnose »stecken geblieben« sei. Das ist natürlich absoluter Blödsinn, wie ich bereits weiter vorn beschrieben habe. Aber, und das ist wichtig zu wissen, wenn jemand in diesen Zustand geht, schließt er die Außenwelt weitestgehend aus, was den Anschein erwecken mag, dass man die Person verwandelt hat, sie reagiert tatsächlich nicht mehr auf den Hypnotiseur oder andere Reize.

Der ungenügend ausgebildete Hypnotiseur weiß mit diesem Zustand vielleicht nicht umzugehen. Zum Teil wird an anderen Schulen unterrichtet, wie ich berichtet bekommen habe, dass, sollte dies geschehen, man die Person einfach in diesem Zustand belassen solle – das kann aber ganz schön lange dauern! Ist auch eine Lösung, aber nicht wirklich im Sinne des Erfinders.

Für den kompetenten Hypnotiseur ist es nicht nur einfach, diesen Zustand herbeizuführen, es ist auch einfach, ihn wieder aufzulösen. Dass wir übrigens unsere Klienten gezielt in diesen Zustand begleiten können und auch wieder hinaus, verdanken wir der Elman Familie. Früher, so um 1920 herum, war es für Schausteller ein Kündigungsgrund, wenn bei einer Showhypnose ein Teilnehmer vermeintlich »stecken« blieb, was bei tief somnambulen Personen einfach so geschehen kann. Den gezielten Weg hinunter ins hypnotische Koma entwickelte Dave Elman. Seine Frau, Pauline Elman, fand jedoch einen sehr simplen Weg aus dem hypnotischen Koma/Esdaile-Zustand heraus, der heute noch in Gebrauch ist und von jedem Hypnotiseur beherrscht werden sollte. Wie das funktioniert, sollte Bestandteil einer jeden guten Hypnoseausbildung sein, aber nicht Teil dieses Buches, es würde den Rahmen sprengen.

Früher hat man die Menschen angeschrien, geschüttelt, mit Wasser bespritzt, und keine von all diesen Maßnahmen war erfolgreich – sie blieben in diesem Zustand, weil er so angenehm war. Wenn es also Gründe für das Gerücht gibt, dass man in der Hypnose stecken bleiben könnte, dann hat wahrscheinlich dieser Zustand diesen Mythos hervorgebracht.

Wie gesagt: Kein Grund zur Besorgnis, im Gegenteil, eher ein Grund zum Frohlocken, wer in diesen Zustand gehen kann, dem kann normalerweise auch sehr viel rascher therapeutisch geholfen werden, da er komplett angstfrei ist.

Ausgangsbasis für Ultra-Height® und Ultra-Healing®
Der Esdaile-Zustand ist ebenfalls die beste Ausgangsbasis für die Reisen ins höhere Selbst der Ultra-Height®- und Ultra-Healing®-Ebenen, den Königsdisziplinen der hohen Kunst der Hypnose.

Ultra-Depth®/Sichort-Zustand

Dieser Zustand wurde eher zufällig durch Walter Sichort entdeckt und erforscht. Sichort arbeitete hauptsächlich mit seiner Assistentin zusammen, einer sehr tief somnambulen Person, die Hunderte Male von Sichort hypnotisiert wurde und deshalb auch sehr geübt darin war. Dieser Zustand ist sehr schwierig zu erreichen und es gibt bis heute keinen zuverlässigen Weg dorthin. Es wird mittels dieses Zustands von einem sechs bis zehn Mal so schnellen Genesungsprozess wie normal berichtet sowie von Spontanheilungen.

Ein Anzeichen für diesen Zustand ist es, wenn sich die Atmung auf vielleicht noch dreimal pro Minute reduziert hat. Meine persönliche Theorie dazu ist, und mehr als eine Theorie ist es nicht, dass es sich um einen winterschlafähnlichen Zustand handeln könnte. Ich habe noch nie jemanden in diese Ebene gebracht und ziehe persönlich Ultra-Height und Ultra-Healing vor, da diese einfach reproduzierbar sind.

Ultra-Height®

Dieser Zustand, der im sogenannten höheren Selbst anzusiedeln ist, also im Überbewusstsein, wurde von Gerald F. Kein entwickelt und so vereinfacht, dass er mit ein wenig Übung relativ mühelos erzielt werden kann. Die ideale Ausgangsbasis dafür ist der Esdaile-Zustand, er kann aber auch über den tiefen Somnambulismus erreicht werden. Meine Erfahrung zeigt jedoch, und das wird durch Gerald F. Kein bestätigt, dass die besten Resultate erzielt werden, wenn aus dem Esdaile-Zustand die Reise ins höhere Bewusstsein angetreten wird.

Was ich bisher mit diesem Zustand erleben durfte, ist extrem spannend. Ich bin jedes Mal fasziniert, wenn ein Großteil meiner Klasse in diesen Zustand geht und ich live beobachten kann, wie die Teilnehmer bei sich selbst Probleme lösen und die Veränderungen gleich eintreten – höchst berührend! Nach Hunderten solcher Sitzungen kann ich sagen, dass meine Schüler und Klienten immer wieder neue Dinge erleben, von denen ich vorher noch nichts gehört hatte oder die ich mir nicht vorstellen konnte, dass sie möglich sind, bis hin zu Spontanheilungen, Erkenntnis, Eingebung, Selbstfindung und Vergebung auf höchstem Niveau.

Anscheinend sind in diesem Zustand alle möglichen Faktoren, die einen auch noch im tiefen Somnambulismus auf irgendeine Art und Weise ablenken könnten, verschwunden, und das ermöglicht eine klare Sicht auf die Problemstellung, aber auch zugleich auf die Problemlösung.

Ein interessanter Aspekt dieses Prozesses ist, dass der Hypnotiseur kaum aktiv eingreifen muss. Er führt den Klienten einfach durch einen vorgefertigten, jedoch flexiblen Prozess und der Klient kann die Themen angehen, die er anzugehen wünscht, ohne dass der Hypnotiseur davon erfahren muss. Natürlich ist dabei auch ein sehr intensiver Austausch möglich, der Klient kann es aber steuern.

Dieser Zustand ist bei Menschen mit schwerwiegenden Problemen wie Krebs, MS oder ALS (Amyotrophe Lateralsklerose) schon fast Pflicht. Möglichst jedoch nachdem das Unterbewusstsein bereits von ISEs und SSEs »gereinigt« wurde. Aber dann kann dieser Zustand dazu beitragen, dass das, was wir als *Wunder* erachten, eintreten kann. Natürlich darf das nicht falsch verstanden werden und es liegt mir fern, den Zustand zu verklären, aber wenn ich die Chancen auf eine Genesung maximieren möchte, dann gehören der Ultra-Height-Zustand und der nächste, ihm folgende einfach dazu.

Ultra-Healing®

Diese zusätzliche Ebene, man kann es auch Erlebnis nennen, durfte ich 2010 entwickeln, nachdem ich eine Ausbildung in Energiearbeit gemacht habe. Ich begann, im Ultra-Height® zu experimentieren und fügte das Wissen hinzu, das ich Malcolm Southwood verdanke. Die Basis ist Ultra-Height® von Gerald Kein und das abgewandelte und angepasste Wissen, das ich von Malcolm Southwood erlernen durfte. Heraus kamen wieder andere Reaktionen und Empfindungen, die teils noch viel intensiver sind als im Ultra-Height®, in dem es normalerweise relativ ruhig zu und hergeht. Im Ultra-Healing-Zustand können dieselben Effekte eintreten, die Reinigung ist jedoch auch auf der physischen Ebene kaum noch von der Hand zu weisen. Es scheint eine Reprogrammierung von Zellen auf höchster Ebene möglich zu sein, die durch diesen teils intensiven Energiefluss gereinigt und in den natürlichen, gesunden Urzustand zurückversetzt werden. Ich durfte bei meinen Schülern und Klienten Veränderungen und Gesundungen beobachten, die mehr als nur verwunderlich und überraschend waren.

Beispiel Ultra-Height®/Ultra-Healing®

In meinen Ausbildungen werde ich immer wieder mal von Teilnehmern gefragt, ob ich nicht einen Termin für eine persönliche Sitzung für sie hätte. Anfänglich machte ich auch immer einen Termin aus. Inzwischen habe ich damit aufgehört, weil ich die Hälfte aller Termine nach der Ultra-Height®/Ultra-Healing® Demonstration am Ende der Ausbildung, an der ich jeweils die gesamte Klasse teilnehmen lasse, wieder streichen kann. Viele kommen anschließend zu mir und teilen mir mit, dass das Problem sich im Ultra-Height®/Ultra-Healing® automatisch aufgelöst habe.

Die Erfahrungen, die ich bereits mit diesen Zuständen erleben durfte, sind einfach nur fantastisch. Es gab Teilnehmer, die lösten langjährige Konflikte und Probleme, indem sie es schafften, in diesen Zustand des Überbewusstseins zu gehen. Ich habe Blicke, Gesten und Worte der Dankbarkeit erhalten, die schöner nicht sein können. Es ist für mich jedes Mal sehr berührend und bewegend zu sehen, wie Menschen ihre Probleme gleich einfach so lösen können. Ab und zu ist das mit größeren Emotionen verbunden und trotzdem ist jeder in seiner eigenen Privatsphäre.

Ich weiß nicht, was in ihnen vor sich geht, aber die Emotionen sind bei vielen klar ersichtlich. Es sind Momente, die auch für mich sehr speziell sind, obwohl ich mich selbst nicht gerade unbedingt als sehr feinfühlig oder spirituell empfinde. Viele Schüler sagen mir zwar nach, dass ich viel spiritueller wäre, als ich mich nach außen hin geben würde. Mag sein, aber ich mache doch nur das, was ich kann, und das, was ich kann, kann jeder lernen, wenn er nur möchte.

Auf jeden Fall sind diese Zustände nicht gerade einträglich (als wenn das in dem Moment wichtig wäre), weil ich dadurch immer wieder Klienten verliere, die gar nicht erst zu mir kommen müssen, aber es ist trotzdem richtig; und es ist fantastisch, die Menschen durch den Prozess der Selbstheilung zu führen. Ich freue mich jedes Mal, wenn das geschieht. Im Ultra-Height®/Ultra-Healing® können Dinge geschehen, die an Wunder grenzen oder sich einfach an das wahre Potenzial unseres Unter- oder Überbewusstseins herantasten. Es gibt noch so viel zu entdecken! Spannende Zeiten!

»Verschieben wir die Grenzen des vermeintlich Machbaren – finden wir heraus, was dahinter steckt.«

Ich möchte allerdings nochmals betonen, dass der Hypnotiseur dem Klienten nur dabei behilflich sein kann, sich selbst zu helfen. Wenn es zu einer Veränderung kommt, dann nur, weil der Klient es zugelassen hat. Nicht, weil der Hypnotiseur irgendwelche speziellen Kräfte oder übersinnlichen Wahrnehmungen hat. Nein, ganz einfach, weil der Klient es geschafft hat, natürlich mit der Unterstützung des Hypnotiseurs, für schier unmöglich gehaltene Kräfte und Energien fokussiert zu generieren und zu seinem Wohl einzusetzen.

Beide Zustände oder Ebenen werden von den Menschen unterschiedlich wahrgenommen oder beschrieben. Einige erleben es einfach als intensive körperliche und geistige Erfahrung, andere sprechen von spirituellen oder fast göttlichen Erlebnissen. Ich bin überzeugt, dass es sehr viel mit der generellen Lebensphilosophie und früher gemachten Erfahrungen des Einzelnen zusammenhängt, wie jemand diese beiden Zustände wahrnimmt. Auf jeden Fall ist eines klar: Das Schöne daran ist, dass nur Gutes geschehen kann, und dass es jedem frei steht, das zu empfinden, was für ihn persönlich stimmt und er bereit ist, zuzulassen.

Was kommt als Nächstes? Keine Ahnung, aber ein guter Freund von mir hat sich bereits ein neues Konzept ausgedacht – bleiben wir gespannt, denn ich bin überzeugt, wir können noch ganz viel entdecken!

So, jetzt haben Sie eine Übersicht über die verschiedenen Ebenen der Hypnose erhalten und deren Vielfältigkeit besser kennengelernt. Es gibt noch weitere Nuancen und Details, aber die gehören in eine Ausbildung, und dieses Buch soll Menschen generell für die Hypnose begeistern und sie nicht unterrichten.

Tiefenhypnose versus leichte Hypnose

Man könnte meinen, dass diese Frage von belangloser Natur wäre, dennoch ist sie oft ein Diskussionspunkt unter Hypnotiseuren. Was ist besser: Tiefenhypnose oder leichte Hypnose? Sowohl als auch könnte man sagen, mit beiden können gute Resultate erzielt werden, aber es gibt klare Fakten, die unter dem Strich für die Tiefenhypnose sprechen.

Um wirklich tiefliegende Themen aufzulösen, bedarf es der Regression. Diese ist allerdings bei vielen Hypnotiseuren (noch) nicht im Repertoire, vor allem nicht nach dem R2C-Prinzip, aber das ist der Schlüssel zur Findung und kompletten Neutralisierung von ISEs und SSEs. Meines Erachtens ist dieser Therapieprozess definitiv der Beste, der heute bekannt ist, und, konsequent angewendet, auch hoch effizient und wirksam. Diese Technik erlaubt eine direkte, zielgerichtete Kommunikation mit dem Unterbewusstsein und ermöglicht somit die sogenannte Hypnoanalyse, die Aufschluss gibt über die wahren Programmierungen und Glaubenssätze im Unterbewusstsein. Es gibt einen einfach zu verstehenden Vergleich, der klarmacht, warum die Tiefenhypnose, wann immer möglich und sinnvoll, vorzuziehen ist.

Erlebt versus erinnert

Erlebt bedeutet, dass ein Erlebnis aus der Vergangenheit noch einmal erlebt wird, als ob es gerade noch einmal geschehen würde. Erinnert heißt, dass die Person Erlebtes hervorruft und beschreibt, selbst aber nicht voll und ganz involviert ist. Das ist normalerweise nicht ganz so akkurat, als noch einmal erlebt. Das Hirn kann speziell beim Erlebten keinen Unterschied machen, ob echt oder vorgestellt, besonders in Kombination mit Emotionen.

Sicher kann das jeder nachvollziehen, dass etwas, was man gerade live erlebt, intensiver wahrgenommen wird, als wenn man sich nur daran erinnert. Genau darum geht es auch in der Hypnose.

Ich möchte damit nicht sagen, dass für alle Probleme immer eine Tiefenhypnose benötigt wird. Nein, ganz und gar nicht. Normale Ängste zum Beispiel können oft durch sogenannte Schnelltechniken (Fast Phobia Elimination) innerhalb kürzester Zeit gelöst werden, dabei findet die Veränderung, sprich die Neuorganisation von Neuronen und Synapsen im Hirn, sogleich und anhaltend statt. Auch ich verwende je nach Klient diese Schnelltechniken, die sich in der leichten Hypnose abspielen können, und die Resultate sind hervorragend.

Aber wenn ich weiß, wie ich einen Klienten rasch in einen soliden Somnambulismus bringen kann, warum soll ich dann Zeit für die leichte Hypnose aufwenden? Für die komplexeren Themen ist es unabdingbar, dass die tieferen Ebenen der Hypnose erreicht werden. Zudem beschleunigt das den Prozess der Problemlösung ungemein und eröffnet andere Therapieansätze, die mit leichter Hypnose einfach nicht möglich sind.

Tipps für Hypnose und Selbsthypnose

Sie haben sich entschieden, eine Hypnosetherapie durchführen zu lassen. Worauf sollten Sie achten bei der Auswahl eines Hypnotiseurs?

Natürlich läuft heute kaum etwas ohne das Internet, aber eine persönliche Empfehlung ist immer noch die beste und glaubwürdigste Visitenkarte. Wenn Sie also jemanden kennen, der bereits Erfahrung mit der Hypnose gemacht hat, fragen Sie ruhig nach. Erkundigen Sie sich, stellen Sie aber auch Vergleiche im Internet an. Lesen Sie sich ein zu der Person, deren Werdegang, Aus- und Weiterbildungen sowie Spezialisierungen – und glauben Sie nicht alles, Papier und Internetseiten sind geduldig. Wirkt die Person im Internet sympathisch? Können Sie sich vorstellen, mit dieser Person zusammenzuarbeiten?

Ich persönlich würde jemanden aufsuchen, der sich auch zur Hypnose bekennt und diese offensiv bewirbt. Ein Fußballer wird kein Profispieler, wenn er noch 20 andere Sportarten betreibt. Ein, zwei, vielleicht drei oder vier ergänzende Sportarten zum Ausgleich oder als Ergänzung sind möglich, mehr aber auch nicht. Alles, was er lernt, muss dazu beitragen, dass er damit zu einem besseren, versierteren und geschickteren Fußballer wird.

Dasselbe gilt für Hypnotiseure. Ihr Kerngeschäft sollte die Hypnose sein. Natürlich gibt es verschiedene Techniken und Methoden innerhalb der Hypnose oder verwandte Themen, die sich ein Hypnotiseur aneignen kann, um, wie der Fußballer, versierter zu werden. Du wirst als Musiker aber nicht zum Geigenvirtuosen, um ein Beispiel meines Ausbilders zu verwenden, indem du noch die Trompete, die Gitarre, die Querflöte und das Schlagzeug erlernst. Du musst die Geige rauf und runter spielen können und sie wie kaum ein Zweiter dazu bringen, Töne und Melodien wiederzugeben. Dann bist du bereit für die Carnegie Hall. Aber dein Fokus muss die Geige sein. Die Geige und nichts anderes. Einer, der nichts anderes macht als den ganzen Tag zu hypnotisieren, ist wohl versierter als jemand, der vielleicht einmal die Woche oder zwei, drei Mal im Monat eine Hypnose macht. Das gilt es zu berücksichtigen.

Sinnvolle, ergänzende oder komplementierende Techniken, die auch gut im hypnotischen Zustand zur Anwendung gebracht werden können, sind u. a. EMDR (Eye Movement Desensitization and Reprogramming) sowie deren abgewandelten Methoden wie Wingwave oder HypnoWave®, EFT (Emotional Freedom Technik – auch »Klopfen« genannt), NLP (Neurolinguistische Programmierung) und Energiearbeit. Das sind an sich schon spannende Methoden, können aber dank dem Einsatz von Hypnose noch richtig den Turbo zünden und die verschiedenen Techniken in der Hypnose sinnvoll ergänzen.

Daneben lohnt es sich, auf den Werdegang des Hypnotiseurs zu schauen, welche Ausbildung(en) hat er besucht, ist sicher neben der eigentlichen Lebens- und Therapieerfahrung von Wichtigkeit.

Es ist auch in der Hypnose so, dass einige Leute wie dafür geboren sind, anderen Menschen zu helfen, sie haben einfach das gewisse Etwas. Diesen Leuten fallen die Therapien auch viel leichter. Dann gibt es welche, die sich mit Fleiß die Erfahrungen hart erarbeiten und dadurch wirklich herausragend werden.

Diese beiden Arten von Hypnotiseuren werden viel einfacher gefunden, da sie gern weiterempfohlen werden.

Sobald Sie sich für einen Hypnotiseur entschieden haben, fragen Sie diesen, ob er die in diesem Buch beschriebenen Techniken wie Regression (R2C) auch kennt und wirklich aktiv anwendet. Wenn nicht, empfehle ich, dass Sie weitersuchen. Wir haben im letzten Teil des Buches eine Webseite aufgeführt, auf der Sie Hypnotiseure mit der jeweiligen Ausbildung finden können. Wichtig jedoch ist, dass Sie sich wohlfühlen mit der Person. Technik und Methodik macht viel aus, ist aber sicher nicht das einzige Kriterium. Erfahrung, Einfühlungsvermögen, Empathie und noch viele andere Kriterien können da viel wettmachen, aber Technik und Methodik sind halt schon weit mehr als die Hälfte der Miete.

Wissen Sie, wer übrigens die besten Hypnotiseure sind, ohne sich dessen wirklich bewusst zu sein? Ärzte. Nebst dem, dass sie wahrscheinlich eine der besten Ausbildungen haben, den menschlichen Körper sehr gut kennen, eine gute Glaubwürdigkeit durch ihren Status in der Gesellschaft haben, so können sie durch den gezielten Einsatz von Wachhypnose Menschen nur schon durch Worte heilen, ohne dass je ein formeller Prozess der Hypnoseeinleitung stattgefunden hat. Wenn sie jetzt die Hypnose auch noch wirklich aktiv betreiben würden, dann wären sie definitiv sehr geeignet dafür.

Einzelsitzungen versus Gruppensitzungen

Ich habe kürzlich eine Anfrage für eine Kooperation ausgeschlagen, obwohl es finanziell sicher einträglich gewesen wäre. Es ging darum, für eine größere Organisation Gruppensitzungen für Raucher und Übergewichtige anzubieten. Da bin ich wirklich kein Freund davon, jeder Mensch ist individuell und gehört auch individuell betreut.

Für jedes echte Problem, wie Rauchen oder Übergewicht, gehört auch eine individuelle Einzelsitzung, in der die wahren Gründe (ISE) abgeklärt und aufgelöst werden. Das geht in einer Gruppe nicht. Es kann sein, dass es auch Leute gibt, die es mit einer Gruppensitzung schaffen abzunehmen oder mit dem Rauchen aufzuhören, aber da ist mir zu viel Zufall dabei und die Versagens- und Rückfallquote doch sehr hoch. Wie gesagt, nicht unmöglich, aber ich bin einfach nicht davon überzeugt.

Gruppensitzungen sind dann sinnvoll, wenn es darum geht, allgemeine Stressmanagementtechniken beizubringen, eine Gruppe Sportler oder Musiker auf ein Spiel oder einen Anlass vorzubereiten, in einer Klasse von Schülern die Konzentration zu fördern oder einer Gruppe die Selbsthypnose beizubringen. Folgesitzungen mit Leuten, die bereits erfolgreich eine individuelle Sitzung hinter sich haben, können auch in der Gruppe zur weiteren Motivation und Stabilisierung durchgeführt werden.

Eine Gruppenhypnose kann die individuelle Sitzung nicht ersetzen. Unter dem Strich ist eine individuelle Betreuung einfach intensiver und der Therapeut kann ganz spezifisch den Prozess anpassen, was in einer Gruppe nicht der Fall ist.

Pauschalsitzungen versus Konzentration auf ein Thema

Je größer der Fokus auf ein einzelnes, isoliertes Thema ist, desto größer sind die Chancen auf Erfolg. Sitzungen, in denen mehrere Themen angegangen werden, sind nicht sinnvoll. Es kann sein, dass die Person mit dem Rauchen aufhört, aber die fünf

Kilo, die sie auch noch abnehmen wollte, schafft sie einfach nicht. Das kann beim Klienten zu Zweifeln führen, die dann auch den Erfolg des Rauchstopps zunichte machen können.

Ich sage meinen Klienten immer, speziell wenn sie mit einer langen Liste an Themen zu mir kommen, dass, wenn wir das große Problem aus dem Weg räumen, sich sehr oft auch andere Themen automatisch auflösen. Diese Option lassen wir uns offen, das ermöglicht größere Erfolge und mehr Zufriedenheit beim Klienten. Der Klient muss sich aber entscheiden, welches Thema er hauptsächlich angehen möchte.

Ich empfehle deshalb immer den vollen Einsatz aller Kräfte und Energien auf ein einziges Thema, um auch sicherzustellen, dass die Chancen auf Erfolg maximiert werden. Wenn dann der Erfolg eingetreten ist, lassen sich die anderen Themen viel einfacher aus dem Weg räumen.

CDs/MP3-Files

Finde ich an sich eine gute Sache. Kann man als Einstieg nehmen für pauschale Themen wie ruhiger schlafen, Konzentration steigern, Golfspiel verbessern, Stressmanagement, Selbstwert oder Selbstvertrauen steigern etc. Der Vorteil davon ist, dass sie zu Hause ungestört und frei von Druck in Ruhe gehört werden können.

Das Problem ist wieder, dass eine Aufnahme für alle Menschen gleich, aber kein Mensch wie der andere ist. Ich habe jedoch positive Erfahrungen damit gemacht. Es kann durchaus funktionieren und Menschen, die sich vielleicht eine reguläre Sitzung nicht leisten können oder wollen, können davon profitieren. Aber auch hier: Für echte Probleme sind sie kein wirklich geeigneter Ersatz, da ist immer die individuelle Sitzung vorzuziehen.

Wer profitiert am schnellsten von Hypnose?

Das sind Kinder, eindeutig. Sie haben drei große Vorteile gegenüber Erwachsenen, sie sind in den meisten Fällen frei von Ängsten und Vorurteilen gegenüber der Hypnose, sie hatten noch nicht so viel Zeit, ihre Probleme einzuüben, wie das Erwachsene teils über Jahrzehnte getan haben; und sie haben eine blühende Phantasie.

Es ist fantastisch zuzusehen, wie schnell Kinder in Hypnose gehen, wie sie es fast spielerisch anwenden und sehr rasch tolle Fortschritte erzielen können, scheinbar fast mühelos. Ihre Vorstellungskraft ist noch nicht so begrenzt wie diejenige von Erwachsenen und diese intakte Vorstellungskraft ermöglicht es ihnen, Lösungen zu sehen, die Erwachsene als unlogisch oder unmöglich erachten. Ein geschickter Therapeut kann sich diesen Fakt zunutze machen und so Kindern noch effektiver helfen.

Ich habe früher viel mit Kindern gearbeitet und die Erfahrungen, die ich machen durfte, sind heute noch eine Bereicherung für mich. Um mich herum arbeiten derzeit drei wunderbare Hypnosetherapeutinnen fast ausschließlich mit Kindern. Sie leisten eine hervorragende Arbeit und zaubern so vielen Kindern wieder ein Lachen ins Gesicht. Stellen Sie sich vor, wie wertvoll es ist aufzuhören mit dem Bettnässen, Sprachschwierigkeiten wie Stottern der Vergangenheit angehören zu lassen, frei von Ängsten in die Schule zu gehen, Trennungsschmerz zu verarbeiten und Selbstvertrauen aufzubauen, bessere Noten mit nach Hause zu bringen und alle diese Dinge, die Kinder belasten können.

Es ist teils erschreckend zu beobachten, wie aus alltäglichen Problemen, die Kinder haben, Behandlungen mit Medikamenten entstehen, sie von einer Therapie in die nächste geschickt werden und sie das nur noch weiter verunsichert und ihr Selbstvertrauen zerstört. Die Kindheit ist keine Krankheit. Natürlich gibt es Fälle, in denen Unterstützung notwendig ist, um eine Struktur zu bieten und eventuell Dinge zu lernen, die sie zu Hause nicht oder nur ungenügend mit auf den Lebensweg bekommen, aber ich spreche von den alltäglichen Dingen.

Einige Kinder sind nun mal lebhafter, nur müssen wir eben die Zeit für sie aufbringen und diese Energien intelligent kanalisieren. Ob Medikamente wie Ritalin die Lösung sind, mag ich wirklich stark bezweifeln. Es gibt inzwischen angesehene Mediziner, wie zum Beispiel Dr. Gerald Hüther oder Dr. Allen Frances, die die Diagnose ADS/ADHS infrage stellen und sagen, dass das gar keine Krankheit sei, sondern ein Zeichen der Zeit, weil Kinder sich heute, im Gegensatz zu früher, immer weniger körperlich austoben können. Beide sprechen von inflationären psychiatrischen Diagnosen oder eben, dass aus normalen Problemen Patienten gemacht werden. Das Umfeld hat einen riesigen Einfluss auf die Kinder – vielleicht lohnt es sich, da genauer hinzuschauen.

Hypnose kann den Kindern auf eine völlig natürliche und oft spielerische Art und Weise helfen, zu sich selbst zu finden, ihre eigenen Ressourcen besser zu nutzen, die alltäglichen Probleme zu lösen, an ihre Fähigkeiten zu glauben und ihnen ein entspannteres Leben in Schule und Familie zu ermöglichen.

Dasselbe gilt auch für Erwachsene – nicht jedes Problem muss gleich als krankhaft erachtet werden.

Warzen im Vorbeigehen

Ein Junge kam zu mir, das eigentliche Thema ist mir nicht mehr geläufig und für das Beispiel hier auch nicht relevant, aber mir fiel auf, dass er im Halsbereich verschiedene kleinere und größere Warzen hatte. Seine Mutter hatte mich auch darauf aufmerksam gemacht und gefragt, ob ich etwas machen könne. Anscheinend hatte er diese schon über einen längeren Zeitraum.

Als die Sitzung selbst bereits dem Ende zuging, widmete ich mich kurz den Warzen und ließ den Jungen sich seine Haut im Halsbereich ganz rein, fein und geschmeidig vorstellen. Jeglicher Stress, der einherging mit den Warzen, ließ ich ihn sich vorstellen, wie dieser über imaginäre Energiebahnen einfach abfließen konnte. Damit beließ ich es. Den Rest sollte sein Unterbewusstsein in den nächsten Tagen erledigen. Ich gab seinem Unterbewusstsein den Auftrag, weiter an der Eliminierung der Warzen zu arbeiten.

Drei Wochen später waren alle Warzen, bis auf eine einzige, verschwunden. Hypnose kann auch das.

Kinder sprechen noch viel besser auf Hypnose an als Erwachsene. Ihnen kann wunderbar geholfen werden und ihre noch uneingeschränkte Kreativität und Vorstellungskraft ermöglicht Dinge, die vorher für Eltern, Lehrer oder Therapeuten unmöglich erschienen. Kinder, die mit einem natürlichen und selbstverständlichen Verhältnis zur Hypnose aufwachsen, können diese später bei Bedarf im Erwachsenenalter auch viel besser nutzen.

Wann oder bei wem funktioniert Hypnose nicht?

Die Hypnose ist nicht für jedermann geeignet, obwohl alle davon profitieren könnten. Wollen Sie partout nicht zum Hypnotiseur und nicht hypnotisiert werden, dann gibt es keine Kraft auf dieser Welt, die Sie dazu bringen könnte. Ist der Eigenantrieb nicht vorhanden, ist ein Besuch ein fruchtloses Unterfangen. Wenn Sie keine Veränderung wünschen, dann helfen alle gut gemeinten Ratschläge nichts. Das ist eine Aufgabe, an der werden beide scheitern – der Betroffene und der Hypnotiseur. In diesen Fällen kann ich nur raten, das Geld für Sinnvolleres auszugeben.

Frauen sind generell der Hypnose gegenüber offener und bereiter, sich darauf einzulassen. Was nicht heißen soll, dass Männer nicht genauso davon profitieren können, aber die Bereitschaft, die Einsicht, dass man etwas verändern möchte, muss vorhanden sein. Der Wunsch nach Veränderung oder ein gewisser Leidensdruck muss die innere Triebfeder sein, sich Hilfe zu suchen.

Wenn Sie jemand sind, der generell gegen alles ist, was von der Norm abweicht, alles immer kritisch hinterfragen, skeptisch durchs Leben gehen, niemandem vertrauen wollen und überall böse Absichten vermuten, dann könnte Hypnose eine Herausforderung für Sie darstellen. Wenn Sie meinen, immer alles unter Kontrolle haben zu müssen, wenn *loslassen* für Sie eine Horrorvorstellung ist, dann sind Sie wahrscheinlich beim Hypnotiseur am falschen Ort und die Hypnose nicht das richtige Werkzeug für Sie.

Aber denken Sie daran, »loslassen« bedeutet nicht gleich Kontrollverlust. Ich sage immer bei Leuten, die eine gewisse Skepsis haben, dass, je mehr sie loslassen, desto mehr Kontrolle erhalten sie zurück in ihrem Leben. Im Idealfall erhalten sie die Kontrolle über denjenigen Teil von ihnen zurück, der in irgendeiner Form außer Kontrolle geraten war. Das Ziel sollte immer eine Verbesserung sein. Eigenantrieb ist wichtig. Fremdmotivation kann gut sein, kann aber auch hinderlich wirken.

Übrigens, Homosexualität ist nicht heilbar, zumal es keine Krankheit ist. Ab und zu bekomme ich Anfragen, ob man mit Hypnose etwas dabei machen könne. Diese Anfragen kommen aber nicht von den Homosexuellen selbst, sondern aus ihrem Umfeld. Homosexualität ist normal und sollte respektiert werden. Das Leben kann schon kompliziert genug sein.

Ich durfte jedoch bereits zwei Klienten dabei helfen, die Kraft und den Mut zu finden, sich zu outen und endlich sie selbst sein zu dürfen. Mit der Hypnose kann man die Menschen dabei unterstützen. Die eigene Identität, aus welchen Gründen auch immer, über Jahre, ja Jahrzehnte zu unterdrücken, kann krank machen – das hat niemand verdient. Die Hypnose kann helfen, damit umzugehen und ein befreiteres Leben zu führen.

Angeborene Herausforderungen wie Down-Syndrom sowie geistige oder körperliche Behinderungen sind, wie der Name schon sagt, angeboren. Man kann den Menschen, sofern sie die geistigen Mindestanforderungen erfüllen, ebenfalls mit Hypnose helfen, damit besser umzugehen, aber das Problem selbst wird bestehen bleiben.

Menschen, die einen nicht mehr verstehen oder einem nicht mehr folgen können, wie bei fortgeschrittener Demenz oder einer schweren geistigen Behinderung, kann die Hypnose nicht helfen.

»Je mehr die Menschen in der Hypnose loslassen, desto mehr Kontrolle erhalten sie zurück über diejenigen Teile in ihrem Leben, die außer Kontrolle waren.«

Krankheiten im Endstadium

Wunder gibt es, dazu gehört auch eine Portion Realität. Selbst wenn die Hypnose vieles kann, so sind dem Leben einfach Grenzen gesetzt; und es gilt dieselbe Endlichkeit für jeden Erdenbewohner, egal wie viel Geld oder Macht er angereichert hat in seinem Leben oder wie gesund er gelebt hat. Irgendwann kommt einfach der Punkt, an dem alles nichts mehr nützt – der Punkt ohne ein Zurück.

Wir alle müssen eines Tages von dieser Bühne abtreten. Je nach Glaubenssystem tun wir es mal ruhiger, mal ängstlicher, aber wie wir diese Welt verlassen, kann mit der Hypnose sicher positiv beeinflusst werden. Die Angst zu sterben, die Angst vor dem Unausweichlichen, kann die letzten Monate, Tage und Stunden unerträglich machen.

Mit Techniken wie Ultra-Height® kann den Menschen geholfen werden, angstfrei und in Frieden zu gehen. Es gibt also Momente, in denen es nicht mehr darum geht, eine Krankheit zu besiegen, sondern um friedlich, angst- und schmerzfrei gehen zu können. Das geht hervorragend mit Hypnose. Palliativhypnose ist ein Gebiet, das spezieller Einfühlsamkeit bedarf und auch nicht von allen Hypnotiseuren angeboten wird, aber sicher sehr sinnvoll eingesetzt werden kann.

Beispiel Schmerzen

Wie ich bereits erwähnte, kann Hypnose bei Schmerzen Wunder bewirken. Aber es gibt auch die andere Seite, ich erinnere mich noch gut an einen besonderen Fall. Nicht nur, weil wir kurzfristig Erfolg hatten, sondern weil der sekundäre Krankheitsgewinn stärker war, als die Vorteile der Hypnose zu nutzen.

Ich erhielt einen Anruf von einem Ehemann, der sich für seine Frau über Schmerzbehandlung mit Hypnose erkundigte. Medizinisch war alles abgeklärt und die Ursachen waren klar. Ich erfuhr später im Gespräch, dass die Frau zwei erfolglose Suizidversuche hinter sich hatte und dabei einige schwere körperliche Schäden davongetragen hatte, die nun starke Schmerzen in ihr auslösten.

Ich erinnere mich, als sie in die Praxis kam, musste ihr Mann sie stützen und sie lief und bewegte sich wie eine alte Frau. Der Schmerz war ihr ins Gesicht geschrieben.

Sie bestand darauf, dass ihr Ehemann die ganze Zeit während der Sitzung anwesend wäre. Das erlaube ich nur in den seltensten Fällen, da Familienangehörige, auch wenn alles in Ordnung scheint, Teil des Problems sein können, ohne es zu wissen. Ich erlaubte daher zuerst nur seine Anwesenheit während der Anamnese und dem Vorgespräch.

Dort erfuhr ich, dass sie auf IV (Invaliden-Versicherung) und ihr einziger Traum ein kleines Häuschen im Grünen mit ein paar Ziegen, Hühnern und einem Kräutergarten war. Sie erzählte mir aber auch, auf sehr explizite und absichtlich schockierende Art und Weise, über ihre Zeit, als sie mit 16 anfing, sich zu prostituieren und ihr Leben langsam, aber sicher zur Hölle wurde, bis sie dann später versuchte, dem Leiden ein Ende zu setzen. Sie wurde innerhalb der Familie als Kind missbraucht. Ein schreckliches Leben und leider kein Einzelfall. Es ist zum Teil erschreckend, was für Schicksale Kinder durchleben müssen und trotzdem wünschen sich alle nichts mehr als die Liebe und Anerkennung der Mutter oder des Vaters, trotz der Schläge und des Missbrauchs. Ihr Ehemann wusste über alles Bescheid und man konnte sehen, wie sehr er sie liebte. Das war wunderbar zu sehen, trotz oder genau deswegen. Die Vorgeschichte dieser Frau war schon sehr speziell. Auf jeden Fall bewunderte ich den Ehemann, wie er zu ihr stand und für sie da war.

Die Frau, die so um die 35 Jahre alt war, aber sehr viel älter wirkte, ging sehr gut in Hypnose. Ich kann mich nicht mehr an alle Details erinnern, aber wir konnten viele Knöpfe lösen. Zudem gab ich ihr etliche Suggestionen, die ihr dabei helfen sollten, die Schmerzen loszulassen. Da war viel seelischer Schmerz in diesem Menschen, der sich dann auch körperlich zeigte.

Noch sehr gut kann ich mich aber an ihr Gesicht erinnern, als sie aus der Hypnose kam. Halten wir uns vor Augen, die Frau konnte kaum richtig gehen, hinkte, hatte eine gebückte Haltung und die ganze Zeit, bis es in die Hypnose ging, ein schmerzverzerrtes Gesicht. Dann kam sie aus der Hypnose und schien um zehn Jahre jünger. Die Falten waren weg. Da war ein Lachen auf ihrem Gesicht. Sie war richtig fröhlich. Das war eine wunderbare Verwandlung, die nur Hypnose in dieser rasanten Geschwindigkeit hervorbringen kann. Auf jeden Fall, sie musste nach dieser intensiven und langen Sitzung nun dringend auf die Toilette. Sie stand völlig mühelos aus dem Sessel auf, lief, ohne zu hinken mit geradem Oberkörper aus dem Raum hinaus. Sie schwebte schon fast.

Ich drehte mich zu ihrem Ehemann um, der die ganze Zeit im Raum anwesend und dem diese Verwandlung nicht entgangen war. Bei dem Anblick seiner schmerzfreien Frau fing er an zu weinen und ich machte mir sofort Gedanken, ob ich vielleicht etwas Falsches gesagt hätte oder so ähnlich. Ich fragte nach, was denn wäre, und er antwortete, dass er seine Frau schon seit Jahren nicht mehr so glücklich und fröhlich erlebt hätte und erst noch komplett schmerzfrei. Okay – Erleichterung meinerseits und ich freute mich natürlich mit ihm.

Fünf Minuten später kommt seine Frau zurück, immer noch in bester Verfassung. Er hatte immer noch Tränen in den Augen und sie fragte ihn, was denn los wäre. Er erzählte ihr, wie glücklich er wäre, sie endlich schmerzfrei zu sehen und wie dies nun ihre Zukunft verändern würde.

Da verging ein Augenblick, ihr Gesicht fing an, sich zu der bekannten schmerzverzerrten Grimasse zu verwandeln, ihr Körper bog sich vornüber, und alles, was wir erarbeitet hatten, war wie verflogen. Verflogen wären womöglich das kleine Häuschen im Grünen, die Ziegen, die Hühner, die Kräuter und die IV.

Wir machten trotzdem sofort einen weiteren Termin aus, weil ich wusste, wenn wir dieser Frau jetzt helfen konnten, dann schaffen wir es auch, sie zu stabilisieren, sodass ihr Leben definitiv schmerzfrei und ihr die IV selbst egal würde. Auf der Rückfahrt rief der Mann mich aber an und teilte mir mit, dass sie keinen weiteren Termin mehr wünschte.

In diesem Fall war die Lösung schlimmer als das Problem. Wir aber können nur helfen, wenn der Wunsch nach Veränderung auch wirklich da ist. Ich habe dieses Paar nie vergessen und dieses Schicksal berührt mich bis heute. Ihres wegen der brutalen, unsäglichen Kindheit und Jugend, die sie durchmachen musste und seines wegen seiner bewundernswerten Art und Weise, sich um diese Frau zu kümmern. Vielleicht spielte da bei ihr auch die Angst mit, seine Fürsorge zu verlieren. Genau werde ich es wohl nie erfahren, aber ich hätte gern geholfen. Dass es möglich war, hatten wir in der Sitzung bewiesen.

»Es gibt keine Heilung, so lange der Klient keiner Heilung bedarf oder die Lösung vermeintliche Nachteile mit sich bringt. Heilung ist ein Prozess – Heilung entsteht von innen – Schmerz oder Leid stehen am Anfang einer jeder Heilung – egal ob geistig oder körperlich.«

Es ist als Hypnotiseur und Therapeut generell wichtig, sich auch abzugrenzen, um nicht die Last anderer mit nach Hause und somit in sein eigenes Leben zu nehmen. Immer gelingt es nicht, aber die eigene Psychohygiene ist wichtig, und wir können nur anderen helfen, wenn wir selbst gesund sind. Die Arbeit mit Menschen, die ja alle Probleme haben, sonst würden sie nicht unsere Hilfe suchen, ist eine wunderbare Arbeit. Die Veränderungen in diesen Menschen zu beobachten, ist ein Geschenk. Wir verdienen unser Einkommen damit, aber die eigentliche Genugtuung zieht man daraus, dass man das Leben von Menschen verändern durfte, dass man Teil dieses Weges sein konnte. Es ist eben kein Beruf. Es ist eine Berufung.

Hypnose beim Zahnarzt

Es gibt eine Berufsgattung, bei der die Hypnose schon sehr verbreitet und auch bekannt ist. Heute nutzen bereits viele Zahnärzte die Vorteile der Hypnose in ihrer alltäglichen Arbeit und diejenigen, die damit auch wirklich arbeiten, genießen einen sehr guten Ruf und haben einen entspannteren Arbeitsalltag. Sie können viel besser auf die Ängste ihrer Patienten eingehen und die beruhigenden Effekte der Hypnose zum Vorteil beider wunderbar nutzen.

Als Gastdozent durfte ich 2012 und 2013 im Auftrag eines Professors der Privatuniversität Krems in der Nähe von Wien, Klassen von bis zu 40 angehenden Zahnärzten in die Vorteile der Hypnose in der Zahnarztpraxis einführen. Die Studenten waren richtiggehend fasziniert, ich glaube, dass es auch eine spannende Abwechslung in ihrem Studium war. Diese Techniken nennen sich HypnoDent® und sind ganz gezielt ausgerichtet auf den zahnmedizinischen Bereich. Inzwischen hat das ein Kollege von mir übernommen, der selbst Zahnarzt ist und diese Spezialisierungen für Zahnärzte und zahnmedizinisches Personal ganz gezielt schult.

Anwendungsgebiete in der Zahnmedizin

Die Anwendungsgebiete für den Zahnarzt sowie die Vorteile für die Patienten sind breitgefächert und sollten eigentlich Teil jedes zahnmedizinischen Studiums sein. Hier eine Auflistung, was ein Zahnarzt alles positiv mit Hypnose beeinflussen kann und welche weiteren Vorteile sich daraus ergeben:

Ängste/Zahnarztphobie: Der Zahnarzt kann die Patienten durch den Einsatz von Hypnose entsprechend beruhigen und soweit bringen, dass sie angstfrei zu ihm kommen und sich problemlos behandeln lassen. Natürlich kann er auch die Zusammenarbeit mit einem Hypnotiseur suchen und die Angstpatienten zuerst zum Hypnotiseur schicken, um diese anschließend angstfrei behandeln zu können.

Vermeidung von Narkose: Mit der Hypnose kann vielen Patienten alternativ geholfen werden, die ansonsten nur mit einer Vollnarkose an sich arbeiten lassen. Die damit einhergehenden Risiken, die bei allen Narkosen bestehen, können so ebenfalls vermieden werden.

Spritzenphobie: Der Zahnarzt kann auch diesen Menschen sehr gut helfen. Entweder verlieren sie ihre Angst oder aber er kann die Spritze durch den Einsatz von Hypnose gänzlich weglassen. Dasselbe gilt bei irgendwelchen Allergien vor den chemischen Anästhesien.

Schmerzen: Ein erfahrener Zahnarzt kann anhand der Hypnose seine Patienten komplett schmerzfrei behandeln und sogar gänzlich auf den Einsatz von Lokalanästhesie verzichten oder aber den Mitteleinsatz massiv reduzieren. Es kann bis auf die Pulpa (Wurzel) gebohrt, Zähne gezogen, Implantate eingeschraubt und Zahnhalsbehandlungen durchgeführt werden, bis hin zu großen Eingriffen im Kieferbereich. Wenn gut gearbeitet wurde mit der Hypnose, so hält der Analgesie-Effekt auch nach dem Eingriff sehr lange an und es kann auf Schmerzmittel verzichtet oder deren Einsatz eingeschränkt werden.

Wundheilung: Die Wundheilung kann positiv beeinflusst und bis zu 50 % beschleunigt werden.

Würgreflex: Ein weiterer Vorteil der Hypnose ist, dass der Zahnarzt den Würgreflex seiner Patienten reduzieren oder gänzlich eliminieren kann. Das ist vor allem bei den Gebissabdrücken von Vorteil.

Speichelfluss: Ab und zu kann der Speichelfluss stören und muss immer wieder abgesaugt werden. Mit der Hypnose kann auch dieser zum kompletten Erliegen gebracht werden.

Blutungen stillen: Die Hypnose hilft dem Zahnarzt dabei, Blutungen stillen zu können. Er kann sogar, bei Bedarf, den Blutfluss zur Säuberung einer Wunde wieder aktivieren. Es ist schlichtweg fantastisch, was alles mit Hypnose gemacht werden kann.

Einfacher Zähne ziehen: Durch den entspannten Zustand des Klienten in Hypnose, so berichten viele Zahnärzte, lassen sich sogar Zähne einfacher entfernen.

Kinder beim Zahnarzt: Kinder sprechen hervorragend auf den Einsatz von Hypnose an. Sie sind ja meist angstfrei gegenüber der Hypnose und können so auf spielerische Art und Weise ihre ersten Erfahrungen beim Zahnarzt positiv gestalten oder aber schlechte Erlebnisse hinter sich lassen.

Der Bereich der Zahnmedizin ist ideal für den Einsatz von Hypnose. Natürlich gibt es da große Unterschiede in den angewandten Techniken. Für einen Zahnarzt darf die Hypnoseeinleitung nicht lange dauern oder kompliziert sein oder gar den Einsatz von Drittpersonen benötigen. Wenn ein Zahnarzt erst einmal die Vorteile der Hypnose für sich entdeckt hat, dann will er nicht mehr darauf verzichten. Ich kenne Zahnärzte, die setzen sie fünf-, sechsmal pro Tag ein. Sie sind froh, da sie dadurch viel entspannter sind, häufig überträgt sich der Stress, den ängstliche und nervöse Patienten mitbringen, auch auf sie. Die Hypnose ist also für sie nur von Vorteil.

HypnoDent® ausgebildete Zahnärzte gibt es inzwischen immer mehr. Fragen Sie doch einfach Ihren Zahnarzt, ob er eine entsprechende Ausbildung hat. Dann können Sie auch dort von der Hypnose profitieren.

Zahnarztphobie mit Erbrechen

Eines Tages rief mich mein Zahnarzt an, er wusste, dass ich mit Hypnose arbeite, und fragte mich, ob ich einem seiner Patienten helfen könne, dieser müsse jedes Mal, sobald er den Mund aufmachen muss, würgen und dann erbrechen.

Sehr unangenehm für beide, in solchen Fällen bin ich froh, dass ich nicht Zahnarzt bin. Ich bejahte seine Anfrage und sein Patient vereinbarte einen Termin bei mir.

Ich bat den Klienten, ohne dass wir überhaupt mit der Hypnose angefangen hatten, er möge doch einfach mal den Mund aufmachen und sich vorstellen, dass ich der Zahnarzt sei – und schon ging es los mit Würgen und Husten. Ich brach sofort ab, ich hatte kein Interesse, den letzten Teil auch noch mitzuerleben. Ich hatte genug gesehen.

Der Mann war Ende vierzig und hatte dieses Problem, seit er neun Jahre alt war. Seit 40 Jahren also erbrach er sich mit großer Regelmäßigkeit auf seine Behandler am Zahnarztstuhl. Kein Zahnarzt wollte wirklich noch mit ihm arbeiten, aber zum guten Glück wusste unser gemeinsamer Zahnarzt von meiner Arbeit. Ohne Narkose ging nichts mehr. Die Reflexe waren so konditioniert, dass es sogar bei mir, wo es eindeutig nicht nach

Zahnarztpraxis aussah, sofort in ihm hochkam. Seine Zähne waren dementsprechend schlecht, weil sich die Situation über die Jahre noch weiter verschlimmert hatte. Inzwischen übefiel ihn schon beim Zähneputzen der Würgreiz, ebenso beim Gähnen. Natürlich litt er sehr darunter. Er war bereits viele Jahre in Behandlung deswegen und man behandelte klar seine identifizierbare Zahnarztphobie.

Mir war klar, dass der wahre Grund etwas anderes sein musste. Also führte ich ihn in die Hypnose und wir folgten dem Gefühl, das er immer wieder beim Zahnarzt spürte. Dieses Gefühl war sehr stark und unter Anwendung der Regression folgten wir dem Gefühl zurück bis zum allerersten Mal. Er war vier oder fünf Jahre alt und spielte zusammen mit seinen zwei Freunden im Sandkasten. Sogleich vermutete ich, dass er da jetzt einen Sandkuchen zu essen bekommen würde, was in ihm diesen Würgreflex auslöste, aber – wie so oft – mein eigenes, logisches und analytisches Denken lag komplett daneben. Einmal mehr der Beweis, dass die Wahrheit im Unterbewusstsein des Klienten liegt und der Rest einfach nur Rätselraten ist.

Auf jeden Fall fing der Mann in meinem Sessel plötzlich an zu husten und zu würgen – was war geschehen? Eine Fliege ist ihm damals im Sandkasten in den Mund geflogen, dort herumgeschwirrt, und das löste einen großen Ekel in ihm aus, sodass er damals im Sandkasten anfing zu husten und zu würgen, damit er das eklige Flugdings aus seinem Mund herausbekam. Wir hatten den ISE gefunden. Das Problem war damit gelöst für den kleinen Jungen – sollte man meinen. Er vergaß diese Episode in seinem Leben und wuchs ganz normal auf, wie alle seine Klassenkameraden. Also folgten wir der Spur (immer noch in Hypnose) zum nächsten Mal, als er diesen Ekel spürte.

Szenenwechsel: Er ist nun neun Jahre alt (der Klient erlebte alles 1:1 in seinem Kopf noch einmal) und die Schüler erhalten Besuch vom Schulzahnarzt. Als er an der Reihe ist, bittet ihn der Zahnarzt, den Mund zu öffnen, entdeckt Karies und macht sich daran, mit dem Bohrer die Karies zu entfernen.

Mund offen, Bohrer kommt in den Mund hinein. Der Bohrer fängt an zu summen und zu surren und klingt für das Unterbewusstsein des Jungen fälschlicherweise wie eine Fliege. Das Unterbewusstsein des inzwischen Neunjährigen erinnert sich durch das laute Surren zurück an den Moment, als er vier oder fünf Jahre alt war und macht eine verhängnisvolle Verknüpfung zu dem Gefühl des Ekels, welches er damals spürte. In diesem Moment, mit dem Ekel in ihm, fängt der Neunjährige an zu husten und würgen und sieht etwas ganz groß und dominant vor sich: einen Zahnarzt! Und jetzt macht sein Unterbewusstsein eine weitere tragische und fehlerhafte Verknüpfung: Es projiziert das Gefühl des Ekels auf den Zahnarzt und zum ersten Mal in seinem Leben erbricht er auf einen Zahnarzt. Die Situation ist in diesem Moment sehr emotional und peinlich und die Reaktion des Zahnarztes ist auch nicht gerade von Freude geprägt. Das Schicksal nimmt seinen Lauf – 40 Jahre lang »übt« er nun bei jedem Zahnarztbesuch, die Situation wird über die Jahre so schlimm, dass er nur noch unter Vollnarkose behandelt werden kann.

Es war dann einfach, die ganze Situation entsprechend in der Hypnose aufzuklären, die Fehlprogrammierung, die durch die eigene, für uns oft schwierig nachzuvollziehende Logik des Unterbewusstseins entstanden war, auch wieder aufzulösen und korrekt abzuspeichern. Das Problem war gelöst und seit diesem Tag kann der Mann, der 40 Jahre gelitten hatte, wieder problemlos zum Zahnarzt gehen. Bewusst hatte er schon immer gewusst, dass er keine Angst vor Zahnärzten oder Zahnbehandlungen haben musste, aber niemand hatte das seinem Unterbewusstsein klar gemacht – bis zu diesem Tag.

Es war das Gefühl der Angst vor der Angst – sein Unterbewusstsein hatte dieses Gefühl der Angst in einem sehr emotionalen Moment auf etwas, was gerade sehr präsent war, hinaufprojiziert. Da war einmal mehr die Formel *Ereignis + Emotionen = Programmierung* dafür verantwortlich.

Er bat mich dann noch, ihn für das geplante Zahnimplantat zu begleiten. Obwohl ich der Meinung war, dass er mich nicht mehr benötigte, war er der Meinung, dass er nun 40 Jahre gelitten hätte und er diese Investition gern tätigen würde. So sagte ich zu. Unser gemeinsamer Zahnarzt hatte aus der Erfahrung heraus vorsichtshalber zwei Stunden eingerechnet für diesen relativ simplen Eingriff. Ich hypnotisierte ihn gleich an Ort und Stelle im Zahnarztstuhl. Nach nicht einmal einer halben Stunde war der ganze Spuk, der gar keiner mehr war, schon wieder vorbei. Patient erleichtert, Zahnarzt auch.

»Der Klient kommt nicht zu uns wegen der Hypnose selbst, sondern wegen dem, was wir in diesem Zustand tun, um ihm zu helfen.«

Mögliche Anwendungsgebiete der modernen Hypnose

Tabelle 1: Bisherige Anwendungsgebiete der Hypnose

Abnehmen
Adipositas
ADS/ADHS
Aggressionen
Alkoholprobleme
Allergien
Alzheimer
Ängste
Anorexie
Asthma
Bettnässen
Binge Eating
Blockaden
Blutdruck
Borderline
Bulimie
Burn-out
Depressionen
Diabetes Typ 2
Ekzeme
Emotionale Stabilität allgemein
Energielosigkeit
Entspannung
Epilepsie
Erschöpfung
Fertilität
Fibromyalgie
Fokus/Konzentration
Forensik (Zeugenbefragung)
Frigidität
Haarausfall (kreisrund)
Haare ausreißen
Hauterkrankungen allgemein
Herzinfarkt
Heuschnupfen
Immunsystemerkrankungen allgemein
Impotenz
Konzentration
Körpergefühl
Kreativität
Krebs/Tumore
Lernschwierigkeiten

- Lupus
- Migräne
- Motivation
- MS und ALS
- Nägelkauen
- Negative Gedanken
- Nervöse Ticks
- Neurodermitis
- Notfälle
- Parkinson
- Phobien
- Posttraumatische Störungen (PTSD)
- Prävention
- Prä-/Post-Operativ
- Rauchstopp
- Reizdarm (IBS)
- Ritzen (Selbstverletzung)
- Schlafstörungen
- Schlaganfall
- Schmerzen
- Schmerzfreie Geburt
- Schule
- Schwitzen
- Selbstvertrauen
- Selbstwert
- Sexualität allgemein
- Spielsucht
- Sport/Profisport/Golf
- Sterbehilfe
- Stimmungsschwankungen
- Stottern (Sprachschwierigkeiten)
- Stressmanagement
- Ticks
- Tinnitus
- Tourette
- Trauerarbeit
- Traumabewältigung
- Trennungsängste
- Trennungsstress
- Unruhe
- Warzen
- Wundheilung
- Zahnarztbesuch
- Zähneknirschen (Bruxismus)
- Zwänge (OCD)

Dies ist keine abschließende Liste von Themen, die positiv mit Hypnose beeinflusst und behandelt werden können. Fragen Sie einfach nach, ob Hypnose für Ihr Problem anwendbar ist. Im Zweifelsfalle holen Sie sich bitte eine Zweitmeinung bei einem anderen Hypnotiseur ein, viele Spezialisten können sich nicht vorstellen, was Hypnose alles kann.

Die in Tabelle 1 aufgelisteten Anwendungsgebiete, bei denen die Hypnose in der Vergangenheit erfolgreich angewendet wurde, müssen unvollständig bleiben, schließlich kommen ständig neue Gebiete hinzu. Erfolgreich angewendet heißt, dass die Probleme entweder komplett gelöst wurden oder aber eine Linderung eintreten konnte. Einige davon sind wissenschaftlich anerkannt als sehr gut mit Hypnose beeinflussbar, wieder andere gelten noch als experimentell. Meine Erfahrung zeigt, dass die Hypnose bei allen diesen Themen und noch vielen weiteren sinnvoll eingesetzt werden kann. Wenn man sich den Leitsatz »jedes Symptom hat einen Auslöser« in Erinnerung ruft, dann muss jedes Problem mit Hypnose positiv beeinflusst werden können. Das mag nicht in jedem Fall gelingen, aber bei jedem, der Erfolg damit hat, ist es wert, diesen Ansatz hinzugezogen zu haben. Wer sagt denn, dass wir nicht noch ganz viel zu lernen haben und unsere Verfahren weiter verbessern und verfeinern können, um eines Tages noch erfolgreicher zu sein?

Die folgenden Beispiele aus meinen Hypnosesitzungen stehen hier nur zu Erklärungszwecken. Mein Ziel ist es, dadurch mehr Verständnis in die Vorgänge rund um unser Hirn zu bringen und genauer zu zeigen, wie unser Unterbewusstsein Verknüpfungen erstellt, die uns viele Jahre später Probleme bereiten, und die wir ohne den Einsatz aufdeckender Hypnose kaum je hätten auflösen können. Es liegt mir fern, dadurch für andere Fälle irgendein Heilversprechen abzuleiten. Das ist definitiv nicht der Fall, jeder Mensch ist individuell, jeder reagiert ein wenig anders auf die Hypnose oder den Hypnotiseur. Aus den Tausenden von Sitzungen gibt es immer wieder ein paar, die einem mehr in Erinnerung bleiben als andere.

Es muss klar sein, dass wir Hypnotiseure nie wirklich jemanden heilen mit der Hypnose – das macht der Klient selbst! Aber wir können ihn dabei unterstützen, erfolgreich ein Problem zu besiegen oder aber mit gewissen Herausforderungen besser umzugehen. Hypnose ist kein Allerweltheilmittel, obwohl universell einsetzbar. Es gibt jedoch Momente, da hilft sie einfach nicht, sei es, weil die Person nicht die richtige Einstellung hat oder sie es situationsbedingt nicht umsetzen und somit vom Nutzen nicht profitieren kann.

Selbstverständlich sind wir auch mit Hypnose denselben Naturgesetzen unterworfen wie alle anderen auch. Wir müssen einfach akzeptieren, dass wir nicht allen Menschen helfen können, und dass der Tod Teil des Lebens ist. Aber wir können anhand der Hypnose Menschen helfen, angst- oder schmerzfrei zu gehen, sich mit einer Situation abzufinden oder besser damit umzugehen.

ALS – Amyotrophe Lateralsklerose

Ich durfte einer wunderbaren jungen Frau und Mutter dabei helfen, besser mit ihrer tragischen Krankheit, bekannt als ALS (Amyotrophe Lateralsklerose), umzugehen. Sie hatte die ersten Symptome kurz nach ihrem 30. Lebensjahr bemerkt, was für diese Krankheit sehr früh ist. Normalerweise zeigt sie sich erst zwischen dem 50. und 60. Lebensjahr.

Wir konnten anhand der Hypnoanalyse und der Teile-Technik eine logische Antwort für den Auslöser des Problems finden, was ihr bereits große Linderung brachte. Es ist einfach so, dass die Zellen, einmal abgestorben, unumkehrbar verloren sind. Es gibt einfach Grenzen.

Sie sagte mir eines Tages, das ist nun schon ein paar Jahre her, und sie ist inzwischen weit über der durchschnittlichen Lebenserwartung, die man Menschen mit dieser Krankheit zuschreibt, dass für sie die Krankheit und die damit einhergehenden Symptome kein wirkliches Problem mehr wären. Wir fanden in der Hypnose heraus, dass es einen Konflikt zwischen Seele und Körper gab, ihr Körper rebellierte, da er von der Seele nicht um Erlaubnis gefragt wurde, ob sie diesen Körper überhaupt nutzen dürfe. Das führte dazu, dass der Körper anfing, sich zu verweigern und so Schritt für Schritt begann, seine Funktionen zu lähmen. Nachdem wir die Balance zwischen den beiden wiederherstellen konnten und so Frieden schlossen zwischen Körper und Seele, fand auch die Klientin eine neue Ruhe im Umgang mit der Krankheit.

Manchmal müssen wir uns einfach glücklich schätzen, wenn wir das Leid »nur« reduzieren helfen dürfen. Ab und zu wird auch gar nicht mehr von uns erwartet. Auf jeden Fall werde ich das glückliche, fröhliche und vor allem auch schmerzfreie Lachen auf ihrem Gesicht nach den Sitzungen nie vergessen und sie wird mir für immer eine Inspiration für Lebenswillen und Lebensfreude bleiben. Ihr Wesen, ihre Fröhlichkeit, trotz der Schwere des Schicksals, sind beispielhaft.

Meeresfrüchte-Allergie

Meine erste Anfrage für eine Hypnosesitzung bekam ich von einem Sportkollegen und Medizinstudenten, der wusste, dass ich mich mit Hypnose beschäftigte. Er wollte wissen, ob die Hypnose bei seiner Meeresfrüchte-Allergie helfen könnte, was ich bejahte, ohne jedoch eine Garantie abzugeben. Ich meinte, dass es sich lohnen könnte, mal zu sehen, was wir mit Hypnose bewegen könnten.

Wir durchliefen den ganz normalen Prozess, Anamnese, Vorgespräch, alle Fragen, die er noch hatte, beantwortete ich und wir einigten uns darauf, das Thema anzugehen, sprich, er gab mir die Erlaubnis, ihn zu hypnotisieren.

Fazit: Wir gingen dem Gefühl nach, dass ihm übel wurde, wenn er Meeresfrüchte aß. Wir folgten dem Gefühl bis zum ersten Mal. Er war etwa acht oder neun Jahre alt, da aß er eine Meeresfrüchte-Pizza, während sein Großvater am Tisch saß und gleichzeitig eine Zigarre rauchte. Meinem Bekannten wurde damals vom Rauch und dem damit einhergehenden Geruch schlecht. Sein Unterbewusstsein verknüpfte nun aber fälschlicherweise die Übelkeit mit dem, was der dazumal kleine Junge vor sich hatte und gerade aß: Meeresfrüchte. Ab diesem Zeitpunkt konnte er keine Meeresfrüchte mehr essen, ohne dass ihm dabei übel wurde. Natürlich diagnostizierte man eine entsprechende Allergie bei ihm.

Wir lösten im Unterbewusstsein diesen Konflikt sowie das dadurch ausgelöste Missverständnis auf und seither kann er ganz normal Meeresfrüchte essen. So einfach war meine erste echte Hypnosesitzung. Ich war begeistert, er natürlich auch, nur hatte ich plötzlich das, was man *Hypno-Fieber* nennt – mich hatte es gepackt. Konnte es wirklich so einfach sein, wie es mir mein Ausbilder gesagt hatte und schon seit 1979 unterrichtete, und wie Dave Elman dies seit den Fünfzigerjahren Fachpersonen beibrachte?

Ich hatte zwar viel darüber gelesen und von Gerald Kein lernen dürfen in der Ausbildung – genau dieselbe Ausbildung, die ich heute unterrichte –, aber war es wirklich so einfach? Konnte das Unterbewusstsein so einfach die wahren Ursachen im hypnotischen Zustand finden und zugleich auch neu, sprich korrekt verknüpfen und abspeichern? Dieser direkte Ansatz, so ohne komplizierte biologische oder psychologische Überlegungen und Umschweife, konnte es wirklich so einfach sein? Eine Sitzung? Aus und vorbei?

Ja, konnte es, denn Tausende von Sitzungen später bin ich nur noch überzeugter von diesem Ansatz und der Idee, die dahintersteckt. Er blieb kein Einzelfall oder Glückstreffer – nein – die Resultate entwickelten sich zur Regel, die durch Ausnahmen immer wieder mal bestätigt wurden.

Auf jeden Fall bin ich dir, lieber Freund, heute noch unendlich dankbar dafür, dass du mir diese Chance gegeben hast, dass du mir vertraut hast, dir dabei zu helfen, diese Herausforderung anzugehen. Du weißt, wer du bist. Ich danke dir. Du hast mir den Einstieg sehr erleichtert.

So einen Einstieg kann man sich natürlich nur wünschen und ich durfte genau diesen Erfolg inzwischen bei vielen meiner Schüler beobachten. Diejenigen, die mutig und furchtlos hingingen und das umsetzten und anwandten, was sie in der Ausbildung gelernt hatten, hatten oft schon beim ersten Mal denselben Erfolg. Ich war also kein Einzelfall, nein, es geht um die Vorgehensweise, den Prozess, die Techniken und Methoden, die zur Anwendung kommen. Sie funktionieren einfach in sehr hohem Ausmaß. Die Erfolge sind oft für alle Beteiligten verblüffend.

Postnatale Depressionen

Eine Frau aus meinem engsten familiären Umfeld hatte zwei Jahre zuvor Zwillinge geboren. Es waren ihre Kinder Nummer zwei und drei.

Einige Wochen nach der Geburt litt sie an einer sogenannten postnatalen Depression. Sie war deswegen auch in Behandlung und erhielt Medikamente. Nach zwei Jahren Therapie und Medikamenten verbesserte sich jedoch ihr Zustand immer noch nicht. Sie bat mich um Hilfe, ich lehnte jedoch ab, da mir irgendwie wegen der persönlichen Nähe nicht ganz wohl war. Konnte ich wirklich so direkt und konkret mit einem Menschen arbeiten, der mir so nahestand wie sie?

Ein paar Monate später absolvierte ich in den USA die Ausbildung zum Ausbilder. Das löste in mir einen weiteren Motivationsschub aus und verhalf mir zu noch mehr Selbstvertrauen bezüglich den Möglichkeiten der Hypnose. In der Zwischenzeit hatte die behandelnde Fachperson (Psychiater) ihr sein gebrauchtes stationäres Ruderboot verkauft, da er der Meinung war, dass sie mehr Bewegung brauche. Das war der Zeitpunkt, an dem ich sagte, genug ist genug, wenn nicht ich, wer dann?

Ich weiß noch genau, es war bei mir zu Hause auf dem Sofa im Gästezimmer. Ganz informell, aber ich hielt mich trotzdem an den Prozess von Anamnese und Vorgespräch. Danach ging es in die Hypnose und drei Stunden später, nach einer sehr intensiven, tiefgründigen, schweiß- und tränenreichen, aber erfolgreichen Sitzung war der Spuk vorbei. Die postnatale Depression war nur der FSE und hatte nichts mit dem eigentlichen Problem zu tun. Der wahre Auslöser lag in der Kindheit, als es zu einem Abnabelungsprozess mit der eigenen Mutter kam und dieser noch ein paar Mal durch sogenannte SSEs verstärkt und bestätigt wurde, bis eben mit der Geburt der Zwillinge das Fass zum Überlaufen kam. Auf dem FSE – dem Symptom – wurde herumgeritten, therapiert, Medikamente und Bewegung verschrieben und monatelange Gespräche geführt – alles auf der bewussten, logischen und analytischen Ebene. Wir aber lösten diese frühe Fehlprogrammierung an Ort und Stelle auf, stabilisierten die ganze Situation, indem wir das Verständnis des Erwachsenen mit in die Hypnose einbrachten, und installierten eine korrekte, gesunde und stabile Gefühlswelt.

Um die wahren Auslöser für die Symptome aufzudecken, war lediglich eine einzige Sitzung notwendig. Das Schöne an dieser Form der Herangehensweise ist ja, dass man die Symptome selbst gar nicht behandelt. Die interessieren nur am Rande, und den Fokus auf sie zu setzen, würde nur vom eigentlichen Problem ablenken. Das Unterbewusstsein hat nun einmal seine eigene Logik, auch in diesem Fall.

Danach lag sie noch etwa zehn Minuten auf dem Sofa – einfach, um zu verarbeiten – dann kam sie ins Wohnzimmer, rote Backen, fix und fertig, aber sie wusste, das Problem war gelöst und sie konnte wieder ein produktives, glückliches Leben führen und ihre Kinder viel mehr genießen.

Danke, Schwesterherz, dass ich dir dabei helfen durfte, und sorry, dass ich so lange den Mut nicht fand. Du hast wunderbare Kinder, die für mich wie meine eigenen sind. Auf jeden Fall wachsen sie mit der richtigen Einstellung gegenüber der Hypnose auf, und das ist so, wie es für alle Kinder sein sollte. Danke.

Notfallhypnose

Es war ein Auswärtsspiel meines Handballvereins. Die erste Mannschaft spielte und kurz vor Ende der ersten Halbzeit ging einer der Spieler, der auch in der Nationalmannschaft war, schreiend, mit schmerzverzerrtem Gesicht zu Boden. Bis ein Handballer schreiend zu Boden geht, braucht es schon einiges, und es war daher klar, dass es eine ernste Verletzung war. Ich kannte ihn persönlich sehr gut, hatte schon oft mit ihm gearbeitet und stellte mich sogleich zur Verfügung, ihm dabei zu helfen, den Schmerz zu eliminieren, die Blutungen am Muskel einzudämmen und die normalerweise darauf folgenden Schwellungen zu vermeiden, sowie den Genesungsprozess sogleich einzuleiten.

Er verlangte auch prompt in der Garderobe nach meiner Unterstützung. Es war klar, dass am Oberschenkel etwas Gravierendes geschehen sein musste. Mit einer Blitzhypnose führte ich ihn in Hypnose, gab ihm ein paar Suggestionen der Entspannung, Lockerung und Unempfindlichkeit. Sofort waren die Schmerzen weg. Die brauchte er auch nicht mehr, er wusste ja, dass etwas nicht stimmte. Ich begann sofort mit positiven Suggestionen der Genesung. Mittels Suggestionen half ich ihm ebenfalls, dass die Verletzung sich nicht weiter verschlimmern konnte durch Blutungen und Schwellungen, die Entzündungen auslösen können. Er war sehr tief in Hypnose – absolut perfekt für die Situation.

Ich behielt ihn für die gesamte Dauer der Pause und der 2. Halbzeit in Hypnose, bis er nach dem Spiel transportfähig war und ins Spital kam, wo ein Muskelbündelabriss diagnostiziert wurde. Das war an einem 14. Dezember. Da ich ihn entsprechend positiv auf die kommenden Tage eingestimmt, ihm suggerierte hatte, wie er sich die beschleunigte Wundheilung vorstellen und den positiven Genesungsprozess verinnerlichen sollte, war er Ende Januar bereits wieder am Trainieren und bestritt am 2. Februar sein erstes Spiel nach der Verletzung. Die behandelnden Ärzte konnten es sich nicht erklären.

Diese Notfallhypnosetechniken werden von einem unserer Spezialisten, einem ehemaligen Kantonspolizisten, auch ganz gezielt für Polizei, Feuerwehr, Sanitäter und Notfallärzte unterrichtet. Die Techniken können Leben retten und spätere Traumata vermeiden, was unser Spezialist kürzlich selbst an einer Unfallstelle mit einem angefahrenen Motorradfahrer unter Beweis stellen konnte. Als der Notarzt eintraf, bat dieser unseren Spezialisten weiterzumachen, da er bemerkt hatte, wie gut das Unfallopfer auf die Notfallhypnose ansprach und dies auch seine Arbeit erleichterte.

Meistertitel

Über einen längeren Zeitraum bearbeitete ich obigen Trainer meines Handballvereins, dass er mir eine Chance geben solle, ihn und die Mannschaft mit Sporthypnose zu unterstützen. Dieser Verein liegt mir persönlich sehr am Herzen, schon mein Vater spielte dort und auch ich war 1987/88 im Kader der ersten Mannschaft. Über einen Zeitraum von vielleicht zwei Jahren waren es fruchtlose Bemühungen. Dieser Trainer glaubte nicht an die Hypnose, erachtete sie als etwas Unseriöses, ja gar als Hokuspokus und wollte nicht wirklich damit in Verbindung gebracht werden.

Meine erste Gelegenheit, für den Verein etwas Gutes zu tun, kam in Form einer Einzelsitzung für einen der Topspieler. Ein Modellathlet, der in jedem Spiel zwischen sechs und zehn Tore hätte schießen müssen, jedoch in einer sportlichen Krise steckte, da er gerade mal noch zwei, vielleicht drei Tore schoss. Nach dem Termin bei mir, in dem es mir gelang, seine Blockade zu lösen, standen im nächsten Spiel acht Tore an! Das ließ den Trainer aufhorchen. Er war aber immer noch nicht bereit.

Dann kam ein Auswärtssieg gegen einen Gegner, gegen den man schon seit Längerem nicht mehr gewinnen konnte. Nur zwei Tage später, mit genau derselben Mannschaft, erlitt man die höchste Heimniederlage in der Geschichte des Vereins, und das gegen ein vermeintlich schwächer eingestuftes Team. Der

Trainer wusste, dass es so nicht weitergehen konnte und dass solche Schwankungen auch nicht gut für den weiteren Verlauf seiner Karriere sein würden.

Natürlich stand ich nach der Niederlage auf der Matte und erzählte mal wieder etwas von Sporthypnose und was man alles damit bewegen könnte, wenn man mich nur machen ließe. Also entschied er sich, mir eine Chance zu geben ...

Die ganze Mannschaft versammelte sich in der Halle. Ein Vorgespräch zur Erklärung, was genau Hypnose ist und was nicht, folgte. Danach ging es los, und zu aller Beteiligten Überraschung machten von den 18 Spielern auch 16 mit (es war auf freiwilliger Basis). Wir hatten insgesamt drei Gruppensitzungen. Die Resultate waren weit besser, als sich überhaupt einer der Beteiligten vorstellen konnte.

In der Qualifikation für die Play-Offs hatte die Mannschaft pro Spiel im Schnitt gerade einmal 0,4 Punkte gemacht (2 Punkte bei Sieg, 1 Punkt bei Unentschieden). Nach den HypnoSport®-Sitzungen stieg der Schnitt in den Play-Offs auf 1,4 Punkte pro Spiel. Das Team war nach den Play-Offs die erfolgreichste Mannschaft und hatte mehr Punkte gesammelt als die zu diesem Moment viel besser qualifizierten Teams.

Die Krönung kam mit der Qualifizierung für das Schweizer Cup-Finale. Ein Gegner, der auf dem Papier weitaus besser aufgestellt war, musste bezwungen werden. Eine weitere HypnoSport®-Sitzung mit der Mannschaft brachte das gewünschte Resultat. Die Mannschaft war bereit wie nie. Der Titel wurde 2010 eingefahren und, wahrscheinlich zum ersten Mal in der Sportgeschichte der Schweiz, erhielt auch ein Hypnotiseur zusammen mit den Spielern eine Siegermedaille. Sicher einer meiner sportlichen Höhepunkte, obwohl »nur« als Sporthypnotiseur, aber nicht minder schön.

Weitere Erfolge konnten mit der Unterstützung der Hypnose eingefahren werden. Negativserien konnten gebrochen werden, Verletzungen rascher kuriert, individuelle Blockaden gelöst und auch mal das eine oder andere Thema aufgearbeitet werden. Nachdem der Trainer die Erfolge sah, absolvierte er die Ausbildung bei mir und ist heute selbst ein brillanter Hypnotiseur (und Freund) geworden, der sich vom absoluten Skeptiker zum überzeugten Anwender der Hypnose im Spitzensport wandelte.

Inzwischen unterrichtet er als ausgebildeter Hypnosetherapeut sogar die ausgefeilten HypnoSport®-Techniken. Einer der Spieler hat sich ebenfalls dazu entschieden, die Ausbildung zu absolvieren, um generell von der Erfahrung zu profitieren und für sich den mentalen Anteil steigern zu können. Die Sporthypnose ist seit 2010 ein fester Bestandteil der ersten Mannschaft und nicht mehr wegzudenken. Der Trainer weiß inzwischen mit Bestimmtheit, dass die Sporthypnose kein Hokuspokus ist, sondern ein wertvoller Bestandteil im Sport allgemein.

Inzwischen konnten wir diverse Athleten aus den verschiedensten Sportarten unterstützen. Dazu gehören neue Schweizer Rekorde, Gold in der Jugend Winterolympiade und viele Siege und Platzierungen, die beweisen, dass die mentale Spitzenleistung ein absolutes Muss ist, um das Optimum zu erzielen. Die Hypnose wirkt auch hier wie ein Turbo und beschleunigt die Leistungssteigerung, das Ausreizen vom Möglichen, die Bereinigung von Blockaden und anderen störenden oder hemmenden Faktoren.

Bei aller Begeisterung für die Sporthypnose und die Erfolge, die damit einhergingen, die Spieler mussten jedes Spiel immer noch selbst spielen, die Trainings bestreiten, im Kraftraum Gewichte stemmen, die Taktikanweisungen des Trainers befolgen und die Tore werfen, aber wenn der mentale Anteil optimiert wird, so können Resultate erzielt werden, die nahe an das kommen, was man als Idealzustand beschreiben kann. Die härtesten Muskeln, der schärfste Wurf sind nur bedingt wirksam, wenn der Kopf nicht mitspielt. Das ist nicht nur im Handball so, sondern in allen Sportarten.

Ab und zu ist eine Krise nötig, um als Sporthypnotiseur eine Chance zu bekommen – Hartnäckigkeit gehört aber auch dazu, um so eine Chance überhaupt zu erhalten. Danke!

Ängste und Phobien

Ängste und Phobien sind generell gut geeignet, um sie mit Hypnose aufzulösen. Andere Techniken, bei denen Menschen sich ihren Ängsten stellen müssen und absichtlich in diese Situationen geführt werden oder über einen langen Zeitraum immer wieder darüber reden müssen, können im schlimmsten Fall die Situation noch verschlimmern durch Negativ Compounding. Auf jeden Fall kann es eine sehr lange Prozedur sein, bis sich auf diese Weise Erfolge einstellen. Hypnose kann das in einer einzigen Sitzung auflösen. Vielleicht mal zwei oder drei, aber die meisten Ängste und Phobien sind rasch und vor allem nachhaltig auflösbar.

Es erscheinen heute noch Artikel und Berichte über Ängste und Phobien von teils angesehenen Fachpersonen, so gerade letzthin in einer der renommiertesten Tageszeitungen der Schweiz, in dem die Hypnose mit keinem Wort erwähnt wurde, ebenso wenig wie EMDR. Nein, es wurden wieder einmal nur die alten, konventionellen und überholten Therapieformen der Psychologie aufgeführt und beschrieben. Das ist der Stand, der heute aktuell unterrichtet wird. Hypnose findet keine oder nur ungenügend Beachtung.

Hier sei erwähnt, dass jeder Hypnotiseur Fälle hat, die nicht zum Erfolg führen. Die Gründe für das Versagen mögen unterschiedlicher Natur sein, vielleicht hat man etwas übersehen oder nicht richtig kommuniziert, oder vielleicht war die Person einfach noch nicht bereit, was auch zu einem Misserfolg führen kann. Aus den Misserfolgen lernt man am meisten, diese regen zum Nachdenken an, den Fall zu hinterfragen und neue Wege zu suchen, um doch noch helfen zu können. Wir sind auch nur so gut, wie die Menschen es uns zugestehen. Dass aber die meisten Fälle rasch lösbar sind, das zeigen die Erfahrungen, die ich und viele meiner Kolleginnen und Kollegen tagtäglich machen.

Auf jeden Fall werden immer wieder neue Ängste und Phobien entdeckt, das hat fast schon inflationäre Ausmaße angenommen. Ich wiederhole mich hier: Es gibt keine Spinnen-, Schlangen-, Sozial- oder was auch immer für geartete Phobien. Es gibt nur die Angst vor dem Gefühl der Angst und die kann sehr gut mit Hypnose und zum Beispiel EMDR-Techniken angegangen werden.

Angst vor Pferden in sieben Minuten eliminiert

Ich habe einen guten Freund aus dem Spitzensport. Er vertraut mir schon lange mit der Hypnose und ich durfte ihn auch bereits bei Verletzungen unterstützen, rascher zu genesen, nebst der ganzen Arbeit, um die mentale Spitzenleistung zu steigern.

Nun fragte er mich, ob ich einer Bekannten von ihm helfen könne. Diese hätte panische Angst vor Pferden, und das schon seit 50 Jahren, da sie als kleines Mädchen einmal von einem Pferd per Huftritt aus dem Stall spediert wurde. Natürlich bejahte ich die Frage, meiner Erfahrung nach kann das normalerweise sehr rasch korrigiert werden. Das Problem war klar, der Auslöser in diesem Fall auch. Aber 50 Jahre? Schon hart.

Auf jeden Fall sahen wir uns nur immer mal bei Handballspielen, seine Bekannte wohnte in einer ganz anderen Gegend der Schweiz, und irgendwie schafften wir es nie, einen offiziellen Termin zu vereinbaren. Nach mehreren kurzen Gesprächen jeweils bei den Handballspielen schlug ich ihr vor, das Problem kurzerhand im Stehen, mitten im Publikum, kurz anzugehen. Etwas erstaunt, dass das möglich wäre, willigte sie kurzerhand ein, und anhand einer Blitzhypnose ging sie rasch in einen soliden Somnambulismus. Kombiniert mit der Handflächen-Druckpunkt-Technik nach Moshé Zwang konnte sie innerhalb von sieben Minuten nach Einleitung der Hypnose die panische Angst vor Pferden in ihrer Vorstellungskraft bereits nicht mehr reproduzieren, geschweige denn finden. Das wars.

Am nächsten Tag kam ein Anruf meines Freundes, der mir berichtete, dass seine Bekannte soeben von einem Waldspaziergang nach Hause gekommen wäre und erzählt hätte, dass sie ein für sie wundersames Erlebnis gehabt hatte. Es kam ihr auf einem schmalen Pfad, auf dem sie mit ihrem Hund unterwegs war, ein Reiter im Trab mit seinem Ross entgegen. Früher wäre sie panisch davongesprungen und hätte Schutz hinter einem Baum gesucht. Aber dieses Mal geschah – nichts. Nichts. Das ist doch genau das, was wir wollten, dass es geschieht: Nichts. Es war ihr sogar wieder möglich, Pferde zu streicheln, was für ihr gesamtes Umfeld eine noch größere Überraschung war und für sie eine große Erleichterung. Nach ein paar Wochen erhielt ich von ihr ein gute Flasche Wein und eine Karte mit einem Pferd darauf sowie dem Dank, ihr so spontan geholfen zu haben.

Ethische Bedenken bei der Blitzhypnose

Es ist ein universell anwendbarer Grundsatz: Je öfter jemand schon hypnotisiert wurde, um so rascher geht er oder sie in die Hypnose. Es gibt ganze Grundsatzdiskussionen zum Thema Blitzhypnose und Ethik – ob es überhaupt vertretbar wäre, jemanden so rasch in Hypnose zu versetzen. Da kann ich einfach nur sagen: *Es nicht zu tun ist unethisch!* – Warum sollte ich jemanden möglichst langsam in die Hypnose begleiten, wenn es auch ganz schnell geht? Die Leute, die die Blitzhypnose kritisieren, vergessen immer wieder, dass die Menschen nicht der Hypnose wegen zu uns in die Therapie kommen, sondern wegen der Therapie, die wir im hypnotischen Zustand anwenden, daher hier noch einmal als Merksatz.

»Es gibt keine perfekte Therapie. Es gibt nur gute und sehr gute Therapien. Man kann bei jeder Therapie noch etwas verbessern.« *Malcolm Southwood*

Burn-out

Ein Psychiater aus meinem Bekanntenkreis schickte mir eine seiner Patientinnen, da er der Überzeugung war, dass ich ihr mit der Hypnose weiterhelfen könnte. Er hatte bereits positive Erfahrungen in der Zusammenarbeit mit mir gemacht und so haben wir einen sehr konstruktiven und offenen Austausch mit größtem jeweiligem Respekt. Auch ich schicke ihm etwaige Klienten, wenn ich der Überzeugung bin, dass diese zuerst einmal mit einem Arzt sprechen sollten, bevor sie zu mir kommen. Das funktioniert ganz gut, und es ist natürlich wertvoll, solche Beziehungen zu haben.

Auf jeden Fall war diese Dame bereits über einen längeren Zeitraum wegen einem Burn-out bei ihm in Behandlung. Er war aber der Meinung, dass sie durchaus bereit und offen für die Hypnose war. Wir vereinbarten einen Termin und die Frau erzählte mir, dass sie eine Art Schock erlebt hatte in ihrem Beruf. Sie wurde von einem Vorgesetzten auf das Übelste beschimpft und nach diesem Vorfall war sie wie betäubt, gedanklich gelähmt und geschockt. Sie konnte nicht mehr arbeiten und verlor ihre doch sehr gute Anstellung.

Nach erfolgter Anamnese und Vorgespräch fingen wir sogleich mit der Hypnosesitzung an. Wir folgten diesem Gefühl des Schocks, der Lähmung, der Kraftlosigkeit zurück zum ersten Mal, als sie dieses Gefühl in ihrem Leben spürte, und kamen ohne Umschweife ganz gezielt an einen Moment, als sie vier Jahre alt war. Sie spielte im Wohnzimmer und ihre Familie war um sie. Sie rüttelte an einem überdimensionalen Spiegel und die Geschwister lachten sie aus, da sie noch viel zu klein sei, um diesen Spiegel zu bewegen. Das war Herausforderung genug, sie rüttelte noch einmal, nur dieses Mal viel kräftiger, und dann geschah es – der Spiegel löste sich und krachte mit seinem ganzen Gewicht auf sie herunter. Sie war geschockt und gelähmt in diesem Augenblick. Der Spiegel lag auf ihr und um sie herum. Das war der ISE.

Wir fanden dann noch ein paar leichtere SSEs und kamen zurück bis zum FSE, dem dramatischen Moment im Büro, als ihr Vorgesetzter sie dermaßen brüskierte, dass ihr Unterbewusstsein an diesen Vorfall erinnert wurde, als sie als kleines Mädchen unter dem riesigen Spiegel begraben war, wie gelähmt durch den Schock und kraftlos.

Wir lösten diese ganzen Momente auf, neutralisierten die negativen Energien, die mit diesen Erinnerungen einhergingen und reprogrammierten ihr Unterbewusstsein so, dass sie aus der ganzen Erfahrung wieder Kraft schöpfen konnte. Da sie sehr gut hypnotisierbar war, und das bereits in der ersten Sitzung, vertiefte ich sie hinunter bis in den Esdaile-Zustand, in dem ich ihr einfach eine halbe Stunde Tiefenerholung verschaffte. Nach der Sitzung fühlte sie sich hervorragend und wir vereinbarten zur Festigung noch eine zweite. Auch dort ging sie sehr tief in Hypnose und wir arbeiteten daran, ihre Batterien weiter aufzuladen, was ihr auch gelang. Zudem brachte ich ihr die Selbsthypnose bei, sodass sie zu Hause weiter am Aufbau ihrer Energie arbeiten konnte.

Viele Menschen, die ein Burn-out erleiden, fühlen sich kraftlos, unmotiviert, deprimiert, traurig, alles ist einfach zu viel. Das kann mal geschehen, aber niemand ruft danach. Niemand wacht eines Tages auf und sagt sich, dass er oder sie jetzt mal eine Zeit lang unmotiviert und deprimiert sein möchte, nur weil ihm oder ihr gerade danach ist. Unsere Welt dreht sich immer schneller und Entschleunigung tut not. Wir sind meistens per Handy erreichbar, bewegen uns weniger als früher, die Ernährungsgewohnheiten haben sich in vielen Fällen ebenfalls verschlechtert, der Stress, der Druck und die Erwartungshaltung in Beruf und Familie haben stetig zugenommen. Die Geschwindigkeit der Veränderungen ist zum Teil schwindelerregend. Vielen Menschen bereitet das Mühe. Entschleunigen ist nicht immer einfach, Rechnungen wollen bezahlt sein. Ruhe zu finden, sich Ruhe ganz bewusst zu nehmen und zu geben, wird nicht einfacher – man muss sich die Ruhe und Erholung richtiggehend erkämpfen im immer enger werdenden Terminkalender! Menschen, denen das widerfährt, brauchen Verständnis, Zeit und die Gelegenheit, ihre Batterien wieder aufzuladen. Hypnose kann ihnen dabei helfen.

Emotionskontrolle

Vor ein paar Jahren erhielt ich eine Anfrage, ob Hypnose auch für *Anger Management* wie Wutausbrüche und Emotionskontrolle von Nutzen sein könne. Das bejahte ich und wir vereinbarten einen Termin.

Der etwa 50 Jahre alte Mann erzählte mir, dass er von der Firma, in der er schon seit vielen Jahren arbeitet, aufgefordert worden wäre, etwas gegen seine emotionalen Ausbrüche zu tun, um seine Wutausbrüche zu kontrollieren. Wenn er diese nicht in den Griff bekäme, müssten sie das Arbeitsverhältnis auflösen. Verschiedene andere Therapieansätze hatten nicht zum gewünschten Erfolg geführt, und so war er nun bereit, der Hypnose eine Chance zu geben.

Wir stiegen in die Sitzung ein über das Gefühl, das jeweils in ihm hochkam, wenn er sich im Büro über etwas so ärgerte, dass die Emotionen ihn kontrollierten und nicht umgekehrt. Wir folgten dem Gefühl bis zum allerersten Mal, als er es in seinem Leben gespürt hatte.

Es stellte sich heraus, dass wir genau zum Zeitpunkt seiner Geburt gelandet waren. Das alles war in sich schon sehr emotional, aber als die Ärzte ihn in Empfang nahmen und der Mutter zeigten, war ihr erster Kommentar: »Wir haben uns aber eine Margrit gewünscht.« Welch eine Begrüßung. Die Mutter war enttäuscht und hatte sich offensichtlich ein Mädchen gewünscht. Er fühlte sich in diesem Moment der Geburt nicht akzeptiert, nicht erwünscht und irgendwie fehl am Platz.

Wir hatten den ISE gefunden. Das Problem entstand während oder kurz nach der Geburt. Jetzt mögen Sie sich fragen, wie ist das möglich? Da kann ich Ihnen keine exakte, wissenschaftliche Antwort darauf geben. Was ich weiß, ist, dass unser Unterbewusstsein ein riesiges Reservoir an Erinnerungen von Erlebtem, Gefühltem, Gehörtem, Gesehenem ist. Wie ein Säugling diese Worte verstehen konnte, wie es ganz genau funktioniert, dass wir an diese Art von Information herankommen, auch das ist nicht restlos erklärbar, aber irgendwie für mich auch nicht so wichtig. Die Hauptsache ist, dass wir die Information finden, die im Unterbewusstsein später im Leben eines Menschen negative Gefühle und Emotionen auslösen kann.

Ich habe immer wieder Fälle, bei denen der ISE im Mutterleib entstanden ist und die Klienten mir Wort für Wort wiedergeben können, was die Mutter und eventuell der Vater gesprochen und wie sie das empfunden haben. Wie ein Fötus diese Worte verstehen kann, und da bin ich natürlich bei Weitem nicht der Einzige, der solche Erfahrungen machen durfte, kann ich auch nicht erklären. Ich habe eine Theorie dazu, aber mehr als eine Theorie ist es nicht. Ich erkläre mir das so, dass wir im Mutterleib natürlich eine sehr enge Beziehung zur Mutter haben. Hierzu gibt es genügend wissenschaftliche Untersuchungen, die belegen, dass die Emotionen der Mutter übertragen werden und im Hirn des Fötus bereits erste Spuren hinterlassen können. Aber Worte verstehen und diese 20, 30, 40, ja gar 50 oder 60 Jahre später wieder abrufen können? Ich vermute, dass wir in diesem Stadium der Entwicklung die Sprache noch nicht wirklich verstehen. Wir können uns die Emotionen, die durch die Sprache vermittelt werden, merken, ohne jedoch deren Inhalt zu verstehen. Nach der Geburt erlernen wir dann irgendwann die Sprache und verstehen sie mit all ihren Nuancen. Viele Jahre später, eben in so einer Hypnosesitzung, verfolgen wir dann eine Emotion zurück zum Ursprung. Wenn nun dieser Ursprung im Mutterleib liegt, dann sind wir im hypnotischen Zustand sehr wohl emotional und gedanklich dem ähnlich nahe, wie wir dies dazumal waren, aber wir haben das inzwischen Gelernte deswegen nicht vergessen. Dazu gehört auch die Sprache. Und plötzlich sind aus den Lauten, die der Fötus damals wahrgenommen hatte und die einhergingen mit Emotionen, Worte geworden. Worte, die jetzt, nach dem Erlernen der Sprache, auch Sinn ergeben und somit ein Verständnis zur damaligen Situation ermöglichen, das im normalen, nicht hypnotisierten Zustand nie und nimmer möglich gewesen wäre. So kommen wir zu Informationen, die wir nutzen können, um den Menschen zu helfen.

Bereits oft hatte ich Fälle, die durch noch lebende Elternteile bestätigt wurden, dass dies oder jenes wirklich vorgefallen wäre. Sogar ganze Streitgespräche zu einem möglichen Schwangerschaftsabbruch konnten in Hypnose wiedergegeben und später von den Eltern bestätigt werden. Die Abtreibung hatte nie stattgefunden, aber der sehr emotionale Moment im Leben der Mutter übertrug sich auf das noch Ungeborene und hinterließ einen ISE. Schon sehr spannend und nicht alles rational erklärbar, aber das Wichtigste ist immer, dass es der Person Nutzen bringt und das Problem im Hier und Jetzt aufgelöst wird.

Zurück zu unserem Klienten, der eigentlich eine Margrit hätte werden sollen. Er bemerkte, dass jedes Mal, wenn er im Büro sich nicht akzeptiert fühlte, er wütend und enttäuscht wurde und die Emotionen hoch kamen, dass sie ihn kontrollierten und nicht umgekehrt. Sein Unterbewusstsein fühlte sich genauso unakzeptiert wie kurz nach seiner Geburt. Die Enttäuschung der Mutter, die später im Leben eine gute Beziehung zu ihrem Sohn hatte, blieb aber im Unterbewusstsein des Mannes hängen. Das verstärkte sich über die Jahre mit jedem Mal, bei dem er sich in einer Situation nicht akzeptiert fühlte, bis es eines Tages sichtbar wurde für Außenstehende und er seine Emotionen nicht mehr unter Kontrolle hatte.

Wir korrigierten die ganze Situation, indem wir Verständnis in die Angelegenheit brachten, dass diese Enttäuschung im Moment nach der Geburt auch als temporär verstanden wurde, als kurzes Missverständnis im Leben zweier Menschen. Es war eine lange, intensive Sitzung von drei Stunden. In solchen Fällen ist es nicht immer gleich ersichtlich, ob sich Erfolg einstellt.

Auf jeden Fall erhielt ich ein paar Wochen später eine E-Mail, in der er mir schrieb, dass er so richtig glücklich und erleichtert, singend, im Regen, auf dem Motorrad nach Hause gefahren wäre und sich die gesamte Situation am Arbeitsplatz beruhigt hätte.

Die Situation am Arbeitsplatz selbst war nie das Problem, sondern nur die Auswirkung von etwas, was ganz weit zurück in seinem Leben einmal eine Rolle gespielt hatte und anfing, sich auf der bewussten Ebene bemerkbar zu machen. Es entstand zu einer Zeit, in der wir mit der noch so intelligentesten Frage- und Analysetechnik auf der bewussten Ebene nie und nimmer auf den wahren Grund gekommen wären, aber sie brachte die Gefühlswelt dieses Mannes 50 Jahre später durcheinander. Behoben in einer Sitzung.

MS – Multiple Sklerose

Das ist ein weiterer Fall, an den ich öfter denken muss. Es gibt viele und man kann sie nicht alle behalten, aber dieser berührte mich, weil ich die junge Frau persönlich kannte, da wir in meiner früheren Zeit in der Automobilindustrie sehr eng zusammengearbeitet haben. Ich hatte die Gelegenheit, sie einzustellen und auch zu fördern. Sie hatte vorher auf dem Arbeitsmarkt keine richtige Chance erhalten, ich aber schaute auf ihren Werdegang. Im Ausland geboren, bei der Großmutter aufgewachsen, ein ganz anderer Kulturkreis als unserer, mit 14 Jahren erst ihren Eltern in die Schweiz gefolgt, aber sie sprach akzentfrei Schweizerdeutsch, und wie ich feststellte, sie hatte sich in die oberste Stufe in der Schule hochgearbeitet. Das beeindruckte mich, also stellte ich sie ein und ich habe es nie bereut. Im Gegenteil, sie nahm die Chance wahr und bewährte sich.

Ein paar Jahre später, sie hatte in der Zwischenzeit den Beruf gewechselt, kam die Hiobsbotschaft: MS – Multiple Sklerose. Und das mit 28. Als ich sie im Spital besuchte, konnte sie sich nur mittels eines Rollators bewegen. Es war schlimm, diese junge Frau so zu sehen. Ich bot ihr an zu helfen, sie müsse sich einfach melden, ihr Schicksal lag mir wirklich am Herzen. Sie lehnte jedoch ab, irgendwie war ihr die Hypnose nicht ganz geheuer, ihr Arzt meinte auch, dass Hypnose sicher nicht helfen würde, und sie kannte mich ja hauptsächlich als ehemaligen Vorgesetzten. Das machte die Sache nicht einfacher. Ich bot ihr an, wenn sie meine Unterstützung wolle, könne sie mich jederzeit kontaktieren.

Das tat sie dann etwa ein Jahr später. Die Situation hatte sich nicht wirklich verbessert und sie brauchte immer noch drei Stunden Schlaf über Mittag, hatte starke Gleichgewichtsprobleme und Sehstörungen. Arbeiten war ihr schon lange nicht mehr möglich – doch das war etwas, über das sie sich selbst identifizieren konnte. Das war ihr wichtig.

Auf jeden Fall, ich werde nicht auf die Details eingehen, verlief die Sitzung hervorragend. Ihre Bereitschaft, sich helfen zu lassen, war einfach da. Wir deckten viele kulturell bedingte Themen und Konflikte auf, die weit in ihre Kindheit und Jugendzeit zurückreichten, die wir aber alle wunderbar auflösen konnten. MS war einfach das Symptom dessen, was sich über die Jahre in ihrem Unterbewusstsein an negativen Gefühlen und Emotionen angesammelt hatte, und diese Krankheit ist kein Thema, das man einfach mit einer Sitzung behandeln sollte. Man behandelt ja auch nicht die Krankheit selbst, sondern die Auslöser dafür, aber trotzdem ist die Krankheit gravierend genug, dass mehrere Sitzungen angebracht sind, um wirklich sicherzustellen, dass das Unterbewusstsein gereinigt und gestärkt wurde. Es gilt, der Person auch dabei zu helfen, die Auswirkungen auf ein Minimum zu reduzieren oder gänzlich zu eliminieren. Jede Verbesserung ist es wert, angegangen zu werden. Ein eventuelles weiteres Fortschreiten zu stoppen, ist auf jeden Fall erstrebenswert und so hatten wir insgesamt sechs Sitzungen.

Sie hatte über die Jahre viele Medikamente erhalten. Die ärztliche Betreuung wurde die ganze Zeit über aufrecht erhalten. Nur, in den zwei Jahren, bis sie zu mir kam, hatte sie kaum Fortschritte gemacht. Bereits nach der dritten Sitzung bei mir war die Müdigkeit verschwunden, der Schwindel ebenso und sie konnte wieder klar sehen. Das alles nach nur drei Sitzungen. Sie konnte wieder zu 50 % arbeiten, was ihr sehr wichtig war.

Ihr behandelnder Arzt meinte, dass die Medikamente angeschlagen hätten, denn die Hypnose könne das nicht bewirken. Er war ja nicht dabei, bei diesen wirklich intensiven Sitzungen, während denen wir das Unterbewusstsein aufräumten. Er konnte sich nicht vorstellen, dass so etwas wie die Hypnose in so kurzer Zeit solch große Fortschritte hervorbringen konnte. Das mussten die Medikamente sein. Ich verstehe ihn. Mir fehlt auch der ultimative Beweis, dass es die Hypnose und nicht die Medikamente waren, aber wen kümmert das? Hauptsache, ihr geht es wieder gut. Heute arbeitet sie sogar zu 100 % und hat die Symptome alle im Griff. Sie ist überzeugt, dass es die Hypnose war, die den Durchbruch nach zwei Jahren rein konventioneller Ansätze brachte. Ich auch, aber der Beweis fehlt, das ist mir jedoch egal. Danke, dass du mir vertraut hast.

»Es scheint, als ob man die Seele der Menschen berühren könnte, sie fassen, sie fühlen.«

IBS/Reizdarm

Das ist ein Feedback eines meiner Schüler. Am Ende der Ausbildung frage ich jeweils nach einem Freiwilligen, der gern ein Problem mit der Hypnose angehen möchte. Das dient jeweils zu Demonstrationszwecken für die Klasse und dem Teilnehmer auch gleich zu einer möglichen Problemlösung.

Ein Teilnehmer meldete sich, er litt schon seit 44 Jahren unter Colon Irritabile (Reizdarm oder IBS). Bei ihm war über die Jahre alles abgeklärt worden, alle bekannten Ansätze hatten keinen Erfolg und keine Erleichterung gebracht. Die Betroffenen leiden darunter und zudem ist es einfach mehr als unangenehm.

Während der Hypnose folgten wir dem Gefühl, das er jeweils spürte, wenn der Reizdarm gerade akut war (das funktioniert in Hypnose – versuchen Sie bitte nicht, das logisch zu verstehen –, das Unterbewusstsein kann jedoch so etwas). Wir folgten dem Gefühl zurück zum Ursprung in seiner Kindheit, als er dieses Gefühl zum ersten Mal wahrgenommen hatte.

Er war ungefähr vier Jahre alt und spielte auf einer Mauer in der Nähe seines Hauses mit kleinen Autos. Nach einer gewissen Zeit zog ihn, fast schon magisch, ein offener Gullyschacht in der Nähe an. Die kindliche Neugierde führte ihn näher und näher, bis er zum Schluss am Rand des offenen Schachts war und dort mit seinen Autos spielte. Irgendwie spürte er aber instinktiv, dass es dort sehr gefährlich war, und dieses flaue Gefühl befiel seine Magengrube. Er spürte Übelkeit, aber auch Verunsicherung sowie Angst, und diese setzten sich in seinem Unterbewusstsein fest. Dieses Gefühl war in dem Moment sinnvoll, weil es ihn vor einem möglichen Sturz in den Schacht bewahrte.

Wir lösten diese negativen Emotionen, die in dem Moment der Gefahr absolut sinnvoll waren, auf, sodass sie im Hier und Jetzt, wo sie so in dieser Form nicht mehr gebraucht werden, keine Auswirkungen mehr haben konnten. Die Sitzung war für ihn sehr intensiv, aber er war danach gelöst. Wie es dann jeweils ist, wenn ein paar Monate vergangen sind, erfährt man nicht immer, aber vor ein paar Monaten erhielt die ganze Klasse folgende Nachricht:

»Zwei Monate ist es jetzt her, dass ich am Ende unserer Ausbildung das ›Versuchskaninchen‹ mimen durfte. Ich mag mich an viele gespannte Gesichter erinnern, aber auch an ein paar Augen, die mir irgendwie sagen wollten: ›Bin ich froh, muss ich nicht da vorn sitzen.‹ Nach dieser genialen, abwechslungs- und vor allem lehrreichen Woche durfte ich erleben, was es bedeutet ein R2C zu durchschreiten. Ihr mögt euch erinnern – Colon irritabile oder einfach Reizdarmsyndrom. Praktisch auf Fingerschnippen war es weg. Nach 44 Jahren! Und auch heute noch (Habt ihr etwas anderes erwartet?) ist es weg!«

In der Zwischenzeit sind weitere Monate ins Land gezogen. Der Teilnehmer ist heute noch froh darüber, dass er sich als Freiwilliger gemeldet hat. Das Wort Versuchskaninchen ist natürlich nicht korrekt gewählt, denn versuchen beinhaltet auch die Möglichkeit, dass es schiefgeht. Meine Philosophie besagt, dass jedes Problem, mag es auch noch so groß erscheinen, mag es auch schon über so viele Jahre gehegt und gepflegt worden sein, in einer einzigen Sitzung gelöst werden kann.

Therapieerfolge können Therapeuten blenden und falsche Rückschlüsse zu den eigenen Kapazitäten oder Wertigkeit bewirken. Ohne die Erlaubnis des Klienten, ohne sein aktives Dazutun sind wir nur hilflose Zwerge. Gemeinsam können wir aber Gigantisches bewegen.

»Du bist nie zu groß, um klein zu sein.«

Gleichgewicht und Tremor

Eine ältere, elegante Dame, eine Allgemeinmedizinerin, extra aus Berlin mit ihrem Ehemann eingeflogen, kam zu mir, um eine Hypnosesitzung zu absolvieren. Sie hatte Gleichgewichtsprobleme und einen Tremor. Das Problem hatte angefangen, als sie bemerkte, dass ihr gesamtes Angespartes wegen eines Betrugs auf der Bank verloren war. Dieser Schock, als ihr mitgeteilt wurde, dass alles Geld verschwunden war, warf sie buchstäblich aus dem Gleichgewicht.

Vor allem ihre Hände und Arme zitterten sehr stark und sie musste sich auch beim Gehen konzentrieren. Faszinierend war, dass man richtig zuschauen konnte, wie sie in die Hypnose sank, und je tiefer sie ging, desto weniger zitterte sie, desto ruhiger wurde ihr ganzer Körper. Nachdem sie extra vor Ort übernachtete, um am nächsten Morgen noch einmal vorbeikommen zu können, durfte ich dieses Phänomen dreimal beobachten. Mir war bald klar, dass, wenn sie es in der Hypnose schaffte, dann kann sie das auch im ganz normalen Wachzustand schaffen.

Auf jeden Fall folgten wir wieder diesem Gefühl, das sie da in der Bank erlebt hatte, zurück zum allerersten Mal in ihrem Leben.

Plötzlich wurde es ganz still und dann sagte sie: »Die haben alle so seltsame Kleider an.« Dann eine Pause und plötzlich: »Oh mein Gott, sie hängen sie auf!«

Die Frau war völlig spontan in ein sogenanntes früheres Leben geschlüpft. Sie war in diesem Leben vier Jahre alt und musste zuschauen, wie irgendwann im 17. Jahrhundert Menschen gehängt wurden. Dieser Schock, in diesem, was ihr Unterbewusstsein als früheres Leben interpretierte, war der ISE der Symptome im Hier und Jetzt. Natürlich lösten wir das Problem dort auf, wo ihr Unterbewusstsein das Problem verortete, und brachten sie wieder sicher zurück in diesen Moment.

Nach der Hypnose schaute sie mich an und meinte, wenn ich ihr vorher erzählt hätte, dass das möglich wäre, hätte sie mir als nüchterner Mensch und Medizinerin kein Wort geglaubt. Sie war völlig perplex, weil es nicht in ihr Weltbild passte, aber das, was sie erlebt hatte, war für sie so real, dass beim Aufstehen das Zittern weg war und sie viel sicherer gehen konnte. Ihrem Ehemann fiel es sofort auf und er musste sie zuerst darauf aufmerksam machen – sie war gedanklich immer noch beim soeben Erlebten.

Frühere Leben – was ist das?

Diese Frage kann, zumindest in meiner Welt, nicht abschließend beantwortet werden. Es gibt interessante Theorien dazu, aber Beweise? Wirkliche Beweise? Nein. Es gibt unheimlich spannende Erlebnisse, die so real klingen, die sogar historisch sehr genau und detailgetreu sind, dass man dazu verleitet werden könnte, sie auch als Beweise für frühere Leben zu verwenden.

Es hat aber viel mit dem Glaubenssystem eines Menschen zu tun, seinem kulturellen und eventuell spirituellen Hintergrund und wie er sich mit der Thematik befasst, ob er daran glaubt oder es von vornherein ablehnt.

Auf jeden Fall habe ich fantastische Beispiele erleben dürfen, einige haben mir sogar einen kalten Schauer den Rücken hinunterfahren lassen, aber es ist wichtig, auch hier mit beiden Beinen solide auf dem Boden der Realität zu bleiben. Als Hypnotiseur habe ich eine Aufgabe, und die heißt: helfen, nicht urteilen. Es liegt nicht an mir, ob das, was der Klient in der Hypnose gerade erlebt, auch wirklich wahr ist. Was für das Unterbewusstsein des Klienten als echt erscheint, ist auch echt. Das Unterbewusstsein kann den Unterschied in dem Moment zwischen wahr oder fantasiert nicht machen. Die Gefühle, die Empfindungen, die Erinnerungen sind für die Personen, die gerade in einem früheren Leben sind, sehr echt, sehr glaubwürdig.

Es gibt ganze Industriezweige um die Themen Reinkarnation, frühere Leben und Seelenwanderungen. Durch die massive

Beschäftigung mit früheren Leben kann ein ganz großer Denkfehler entstehen, und zwar der Gedanke, dass viele der Probleme im Hier und Jetzt ausgelöst wurden durch Belastungen in früheren Leben. Der einzige Ort, an dem sich diese Wahrheit jedoch befindet, ist im Unterbewusstsein der jeweiligen Person.

Sehr verantwortungslos halte ich die Aussagen von in meinen Augen unseriösen Behandlern, die ihren Klienten irgendwann sagen, dass ihre Probleme aus einem früheren Leben stammen würden und die dann den Fokus auf das Lösen nur dieser Problematik legen. Das kann ganz schön belasten und auch verängstigen. Da bin ich persönlich sehr skeptisch. Viele Behandler behaupten, dass sie diese Dinge eben sehen oder spüren können, an der Aura ablesen oder diese Informationen auf sonst irgendeine übersinnliche Art und Weise erhalten.

Ich bin zwar über die Jahre sensibler und offener geworden, das haben mitunter Schüler von mir fertiggebracht, von denen ich Dinge lernen durfte, die ich meinem Weltbild anpassen musste, aber ich kann definitiv sagen, dass ich nicht hellsichtig bin. Ich würde sagen, dass ich so 60/40 intuitiv und nach Bauchgefühl, sprich emotional, funktioniere und die Logik, das Analytische, oft erst an zweiter Stelle kommt. Aber deswegen zu behaupten, ich wäre anders, liegt mir mehr als fern, weil es einfach nicht so ist. Ich schließe damit aber auch nicht automatisch auf Dritte, bin aber trotzdem sehr zurückhaltend. Wenn es funktioniert, wenn es hilft, dann bin ich der Letzte, der sich dem verschließt. Wer heilt hat recht.

Meiner Überzeugung nach funktioniert dieser Ansatz als die Umgehung des kritischen Faktors und die Etablierung von selektivem und akzeptablem Denken – eben Hypnose. Da kommt bei mir dann wieder der logische, analytische Anteil in meinem Leben zum Tragen.

Ich bin keiner, der diese Dinge bewusst sucht. Ich weiß, wie es funktioniert, gezielt an solche Informationen heranzukommen. Trotzdem gab es bereits einige Momente in meinem Leben, in denen mein Weltbild ins Wanken geriet, da ich mit der Hypnose Dinge sah und erlebte, die mich schon sehr verblüfften. Darauf aber hereinzufallen und sich deshalb festzulegen auf die eine oder andere Theorie, das kommt für mich nicht infrage. Ich bin in dem Fall wieder der Wissenschaftler, der eine plausible, überprüfbare Erklärung braucht, damit er sich definitiv festlegen kann, weil etwas empirisch erwiesen ist anhand von klaren Zahlen, Daten und Fakten.

Die vier Theorien zu früheren Leben

Es existieren hauptsächlich vier Theorien zu diesem Phänomen der früheren Leben. Dass etwas geschieht im Kopf eines Menschen, wenn er in ein früheres Leben geht, ist unbestritten. Was es genau ist, bleibt noch Spekulation.

1. Die erste Theorie stammt aus der Feder des bekannten Schweizer Psychiaters Carl Gustav Jung, der sagte, dass es sich möglicherweise um einen »*Universellen Strahl des kollektiven Unterbewusstseins*« handeln könnte. Das bedeutet, kurz zusammengefasst, dass alles, was wir mit unseren fünf oder sechs Sinnen wahrnehmen, in Form von Energie in unserem Unterbewusstsein abgespeichert wird. Nach unserem Ableben löst sich diese Energie und die darin enthaltene Information jedoch nicht auf, sie bewegt sich parallel in Zeit und Raum weiter. Wenn dann jemand in Hypnose ist, besteht die Möglichkeit, entweder per Zufall oder ganz gezielt, diese Informationen anzuzapfen. So können wir

Dinge wahrnehmen, die diese Person, zu der die Energie-Information gehörte, früher einmal erlebt und gespürt hatte. Ein spannender Ansatz, der vieles erklären könnte.

2. Der zweite Ansatz hält die *Vererbung von Informationen* von einer Generation an die nächste für möglich. Das würde bedeuten, dass wir so etwas wie ein Memory-Gen in uns haben, das wie ein Computerstick die Informationen des Erlebten eines Menschen via DNA von einer Generation in die nächste weitervererbt und wir dann, wieder im hypnotischen Zustand, Zugriff auf diese spezifischen Informationen bekommen. So können wir das, was unsere Vorfahren erlebt haben, abrufen und selbst noch einmal Teile davon erleben. Ebenfalls spannend.

3. Es handelt sich um ein reines Phantasieprodukt. Wir kennen ja inzwischen die schier unbegrenzten Möglichkeiten, die uns unser Unterbewusstsein ermöglicht. Warum soll es nicht auch die Fähigkeit haben, realistisch wirkende Phantasiegebilde zu generieren, die täuschend echt und real auf uns wirken? Auf jeden Fall sind die oft auf reiner Neugierde beruhenden Rückführungen meistens auch die ungenauesten und unplausibelsten Erlebnisse und Erzählungen. Was jedoch nicht heißen muss, dass sie minder spannend sind.

4. Es war wirklich so – wir haben früher schon einmal gelebt und unsere Seele, mit all ihren gespeicherten Erinnerungen von früher Erlebtem, enthält diese Informationen. Im hypnotischen Zustand gelingt es uns, an diese Informationen heranzukommen. Irgendwie ein schöner Gedanke – das würde praktisch bedeuten, dass zumindest unsere Seele »unsterblich« wäre. Für viele Menschen ein beruhigender Gedanke zu wissen, dass sie erneut Gestalt annehmen werden nach ihrem Ableben. Für andere wieder etwas Beunruhigendes.

Welche dieser gedanklichen Varianten nun der Wahrheit entsprechen, ob wir es je beweisen können, dass es so etwas wie frühere Leben gibt oder nicht, ist nicht Ziel dieses Buches. Spannend ist es auf jeden Fall. Was meinen Sie?

Mutige Hypnosetherapeuten

Es ist einfach, zu einfach – das Ablesen von irgendeinem Hypnoseskript oder sogenannten Wirktexten. Einfach, ruhig, keine größeren Emotionen oder Dramen, fühlt sich oft auch noch schön an – ist aber weitgehend nutzlos und verursacht leider ganz viele von diesen »Ich habe Hypnose ausprobiert, aber es hat nicht funktioniert«-Aussagen.

Die Methoden und Techniken, die wir unterrichten und in der Praxis konsequent anwenden, bedürfen sicher mehr Sicherheit vonseiten der Anwender als diese »Susi Sorglos«-Hypnosen, wie ich sie auch nenne, ohne deswegen jemandem zu nahe treten zu wollen. Skripte sind an und für sich nichts Negatives, sie können sehr wohl als wunderbare Ideenlieferanten fungieren, die aber auf jeden Fall immer auf das Individuum angepasst werden müssen. Sie können als Stütze gute Dienste leisten, aber sobald sie zur Krücke werden, ohne die man nicht mehr aktiv hypnotisieren kann, haben sie einen Sklaven namens *Skripnotiseur* geschaffen. Ich sage immer, dass der Klient selbst das Skript ist und ich deshalb keine benötige.

Menschen lassen sich durch ihre eigenen Ängste und Unsicherheiten leiten und ich bin froh, dass jeder selbst auswählen kann, zu wem er in die Therapie geht! Manche Therapeuten sind ihrer Aufgabe einfach nicht gewachsen.

Ich bin Gerald F. Kein extrem dankbar, dass er seine Schüler immer wieder ermuntert hat, sich auch denjenigen Fällen anzunehmen, von dem andere die Finger lassen oder die sie sich einfach nicht zutrauen. Dass man nicht wirklich etwas *kaputt*machen könne, da der Selbstschutz im Menschen auch in der tiefsten Hypnose immer noch aktiv ist, und dass man konsequent an den *Regress to Cause and Fix it* Ansatz glauben und insistieren soll. Genau dieses Selbstvertrauen möchte ich auch meinen Schülern weitergeben. Radikal, ohne Umschweife, zielgerichtet und konsequent den Erfolg für den Klienten vor Augen zu haben. Es ist ermutigend, wie viele meiner Schüler damit umgehen und auch Erfolg haben. Das ist für mich eines der wertvollsten Feedbacks – zu hören, dass meine Schüler Erfolg haben und somit anderen Menschen mit dem vermittelten Wissen helfen, ihre Lebenssituation zu verbessern.

Es gibt aber auch einige Schüler, die zu den Methoden und Techniken, die sie zuerst gelernt haben – die sie geprägt haben –, zurückkehren. Ein guter Kollege hat das bei verschiedenen Therapeuten beobachtet und ich kann es bestätigen. Obwohl sie die hoch wirksamen Methoden gelernt haben, ziehen sie sich auf das Altbekannte zurück, ob das nun die alten Formen der Hypnose sind oder eine andere Therapieform ist. Bis zu einem gewissen Punkt kann ich Verständnis dafür aufbringen, wie bei allen Berufen gibt es da große Unterschiede in der Weiterentwicklung und nicht alles, was wir gelernt haben, entspricht auch unserem Charakter oder Wesen. Ich habe zuerst die langsamen, komplizierten Techniken gelernt und war desillusioniert. Mein Glück war, dass ich auf den wohl besten Hypnotiseur unserer Zeit gestoßen bin, der mir eine völlig neue Welt aufzeigte. So überzeugend, so effizient – das entsprach genau meinem Charakter und meinen Erfahrungen aus dem Berufsleben –, ich hatte die Methode gefunden, die meinem Wesen entsprach.

Ich will damit nicht sagen, dass jeder Therapeut unbedingt alle Themen bearbeiten sollte, es ist sicher sinnvoll, sich nur denjenigen Themen anzunehmen, die man sich zutraut. Deswegen aber alle anderen verrückt zu machen und zu verängstigen, ist nicht förderlich. Wenn unsere Klienten, meine Schüler oder ich immer nur auf die Warner und Bedenkenträger gehört hätten, dann gäbe es heute ganz viele Menschen, denen nicht geholfen worden wäre. Weil ich nicht an diese Limitationen glaube, bin ich offen, völlig neue Wege zu gehen und der Hypnose überall eine Chance zu geben. Ich bin selbst immer wieder überrascht, wie sich vermeintlich komplexe Probleme in kürzester Zeit lösen lassen.

Ein Beispiel

Ein Freund und ehemaliger Schüler von mir, der heute eng mit mir zusammenarbeitet, erhielt die Anfrage eines Bekannten, ob er dessen Sohn helfen könne, der unter schwerer Migräne und großer Müdigkeit litt. Er wurde zudem mit ADS diagnostiziert und mit Ritalin behandelt. Obwohl nicht mit der Hypnose vertraut und verunsichert betreffend diesem Ansatz, war die Familie dazu bereit, diese für sie etwas exotisch anmutende Methode ihrem Sohn zukommen zu lassen. Seine Schwierigkeiten waren so enorm, dass er schon seit Monaten nicht mehr zur Schule gehen konnte und kaum noch aus dem Bett kam. Der Junge, um die 14 Jahre alt, war bereits seit Jahren in Behandlung, unter anderem verbrachte er drei Monate im Spital und wurde psychiatrisch betreut, leider ohne Erfolg.

Mein Kollege erklärte sich auf ausdrücklichen Wunsch der Familie und der Einwilligung des Sohnes dazu bereit, diesen vermeintlich komplizierten und schwierigen Fall anzunehmen. Natürlich war während der langen Aufenthaltsdauer im Spital medizinisch alles abgeklärt, so dass man mit Hypnose arbeiten konnte.

Nachdem der behandelnde Psychiater davon erfuhr, dass der Junge zum Hypnotiseur sollte, und dazu noch zu einem sogenannten »Laienhypnotiseur«, erhielt mein Kollege einen Anruf von ihm. Der Psychiater meinte, er hätte auch eine Hypnoseausbildung und würde nicht daran glauben, dass das etwas nützen könnte. Leicht sarkastisch fügte er hinzu, dass, falls mein Kollege dem Jungen helfen könne, er alle seine schwierigen Klienten zu ihm schicken und seinen Job an den Nagel hängen würde.

Mein Kollege, ein sehr selbstbewusster, gestandener und sicher auch furchtloser Therapeut, ließ sich nicht verunsichern durch diese Ansage, die unter dem Strich nichts anderes war als der Versuch einer Verhöhnung und Verunsicherung.

Bereits nach der ersten Sitzung war der Junge drei Tage beschwerdefrei und konnte die Schule wieder besuchen. Der Durchbruch kam in der dritten Sitzung. Am Tag danach klingelte das Telefon meines Kollegen. Am anderen Ende war die überglückliche Mutter. Sie könne es nicht glauben, sagte die Mutter, ihr Sohn sei zum ersten Mal seit zwei Jahren, nur zehn Minuten nach dem Aufstehen, geduscht und fröhlich zum Frühstück erschienen und habe sich kurz darauf auf den Weg zur Schule gemacht, wohin er seither auch ganz regulär wieder gehe. Frei von Migräne und voller Energie. Es bedurfte noch einer weiteren Sitzung, um den Jungen definitiv zu stabilisieren.

Der Psychiater war so schockiert, dass ihm nichts anderes einfiel, als dem Jungen vorzuwerfen, dass er die ganze Zeit nur simuliert hätte. Im Fußball würde man das sicher als grobes Foul bezeichnen und mit einer gelben Karte ahnden! Den Job hat er auch nicht an den Nagel gehängt, wie angekündigt, und sich weitergebildet leider ebenfalls nicht.

Das ist ein Einzelfall und nicht repräsentativ – viele andere Psychologen und Psychiater hingegen, die ähnliche Erfahrungen gemacht haben, interessierten sich ernsthaft dafür, wie man es geschafft hat. Einige meldeten sich sogar für die Ausbildung an und wollten diese Techniken ebenfalls erlernen. Unter dem Strich geht es ja nicht um das eigene Ego, sondern um das Wohlergehen des Klienten. Man stelle sich vor, die Eltern hätten der Hypnose, aus welchen Gründen auch immer, keine Chance gegeben und den Schritt nicht gewagt – ihr Sohn wird ihnen immer dankbar sein, dass sie es getan haben.

»Angst ist ein schlechter Therapiebegleiter! Diese Welt braucht mehr mutige, pro-aktive Therapeuten!«

Hören wir auf das, was in uns drin ist, und nicht auf das, was uns andere sagen, dass es machbar oder nicht machbar sei. Wenn wir zu oft auf das hören, was andere uns sagen, ob richtig oder falsch, dann werden wir eines Tages so wie sie. Oft sind wir durch diese beherzte Haltung verantwortlich für zufriedene, glückliche Kunden, die uns gern weiterempfehlen, denen man aber ursprünglich vom Gang zum Hypnotiseur abgeraten hat.

Gesundheitskosten senken durch Hypnose

In Zeiten konstant steigender Gesundheitskosten wäre es an der Zeit, die Hypnose höher zu werten und ihr im Gesundheitswesen eine gewichtigere Rolle zuzuweisen. Ausufernde Therapien und Klinikaufenthalte könnten mit Sicherheit reduziert werden. Der Einsatz von Medikamenten könnte massiv verringert, in vielen Fällen sogar ganz eingespart werden – nicht zu sprechen von den potenziellen Nebenwirkungen der Medikamente. Die Zeit, die Patienten nach operativen Eingriffen im Krankenhaus verbleiben, könnten ebenfalls um Tage reduziert werden. Abwesenheiten vom Arbeitsplatz inklusive all der direkten und indirekten Nebenkosten könnten so positiv beeinflusst werden. Die Vorteile überwiegen und hätten interessante Auswirkungen. Der Wille, dies umzusetzen und Realität werden zu lassen, liegt in den Händen der Menschen, denen Hypnose zugute käme, und vielleicht noch in der Politik. Die Umsetzung ist machbar! Natürlich wird es Leute geben, die das ganz und gar nicht unterstützen, das kann ich sehr gut nachvollziehen, es löst Existenzängste aus.

Ich habe mal einem Psychologen, den ich privat im Urlaub getroffen habe, von meinen Erfahrungen erzählt, was die Hypnose alles kann und auch, wie schnell Veränderungen möglich sind, vor allem bei alltäglichen Problemen. Seine Antwort war: »Wenn das alles wahr ist, was du mir erzählst, dann habe ich morgen keine Arbeit mehr.«

Ein erfolgreicher Hypnotiseur braucht zwischen zwei und vier neue Klienten alle zwei oder drei Tage. Dass die sich einfach so anmelden, wäre eine Illusion. Es ist harte Arbeit und braucht auch eine Anlaufzeit, aber ich hatte Zeiten, als ich voll loszulegen begann, da hatte ich zwischen drei und sechs Klienten am Tag. Natürlich nicht alles Neukunden, auch ein paar Wiederholer, die entweder für eine Zweitsitzung wegen demselben Thema kamen, das wir nachbearbeiten mussten, oder aber wegen einem weiteren Thema, das sie auch noch behandelt haben wollten. Sechs Klienten am Tag sind bei meiner Arbeitsweise natürlich sehr energiezehrend, aber irgendwann muss man keine Werbung mehr machen, weil die ehemaligen Klienten das für einen übernehmen.

Bei informellen Gesprächen mit Politikern zeigen sich diese sehr überrascht ob meiner Aussagen, vor allem, wenn ich ihnen erzähle, dass man damit wahrscheinlich Milliarden einsparen könnte. Das alles nur durch die Reduzierung des Einsatzes von Medikamenten und raschere Therapien.

Selbstverantwortung. Ja, korrekt. Wir sind selbst dafür verantwortlich, was wir tun. Wir müssen selbst mehr Verantwortung übernehmen und auch den Bedarf dafür kreieren. Wenn wir nicht explizit danach fragen, dann wird die Hypnose uns auch nicht unbedingt angeboten.

Ich bin kein Freund von Verschwörungstheorien. Es ist wohl klar, dass die Pharmaindustrie das tut, was sie tun muss: Medikamente erfinden, produzieren und verkaufen. Das tut sie, weil das ihr Kerngeschäft ist. Dass sie hier natürlich alle ihr zur Verfügung stehenden Mittel einsetzt, ist ebenfalls klar. Sie hat ganz andere finanzielle Möglichkeiten und kann deshalb auch andere Lobbyarbeit machen. Es hängen Tausende von Arbeitsplätzen davon ab und viele Medikamente sind absolut sinnvoll. Solange aber bis zu 50 % vom Einkommen der Ärzte von Rückvergütungen aus dem Verkauf von Medikamenten stammt, muss man sich nicht wundern, wenn der Wunsch nach Veränderung relativ gering ist. Die Veränderung kommt nur, wenn von den Patienten die Hypnose auch gewünscht oder gar verlangt wird. Wir verändern uns nur, wenn auch genügend Druck da ist. So ist das eben, da muss man sich keine Illusionen machen.

Der Markt funktioniert heute so, aber jeder Markt kann verändert werden. Nachfrage und Angebot. Ganz einfach. Viel mehr gibt es zu diesem Thema nicht zu sagen, denn jeder Patient oder Klient hat es selbst in der Hand. Der Markt sind wir.

Chronisch, unheilbar – lernen Sie, damit zu leben

»Ihr Problem ist chronisch. Lernen Sie damit zu leben.« – So oder ähnlich wird vielen Patienten die letzte Hoffnung auf eine Genesung oder Linderung genommen, wenn ein Arzt das sagt, muss es ja wahr sein. Resignation macht sich breit und die Person gibt sich ihrem Schicksal hin. So werden Rentner geschaffen, Menschen überlegen sich, aus dem Leben auszuscheiden, Selbstwertgefühle werden zerstört und Abhängigkeiten geschaffen. Hilflosigkeit breitet sich aus, eine Opferhaltung kann Einzug halten. Die möglichen Konsequenzen sind mannigfaltig.

Ich hatte schon so viele Klienten, denen genau das gesagt wurde, und wir konnten aus »chronisch« und »lernen Sie, damit zu leben« eine Angelegenheit der Vergangenheit machen, oder zumindest so viel Linderung schaffen, dass das Leben wieder lebenswert war, dass ein Lachen zurück auf ihr Gesicht kam.

Das ist vor allem bei Schmerzthemen der Fall. Sehr vielen Patienten wird gesagt, dass sie die Schmerzen akzeptieren lernen müssten. Das ist einfach nicht richtig. Der Mensch hat die Fähigkeit, Schmerzen umzuinterpretieren im Hirn. Die Verbindungen, die teils bei langanhaltenden Schmerzen im Hirn entstehen können und dann zu dem führen, was als chronisch erachtet wird, kann, je nach Tiefe der Hypnose und der Techniken, die zur Anwendung kommen, umprogrammiert oder gänzlich aufgelöst werden. Hierzu gibt es sehr viele Studien und belegte wissenschaftlich fundierte Resultate. Das kann oft schon in ganz wenigen Sitzungen geschehen. Genauso wie das Hirn gelernt hat, einen Schmerz wahrzunehmen, so kann es das auch wieder *vergessen*, sprich, die Verbindungen im Hirn können aufgelöst werden, so dass das sogenannte *Schmerzgedächtnis* gelöscht wird. Es gibt einfach keinen Grund, Hypnose nicht anzuwenden in solchen Fällen. Hypnose gehört eigentlich als Pflichtprogramm verschrieben!

Viele Fachpersonen verkennen die Möglichkeiten der Kraft der Hypnose oder ziehen sie gar nicht erst in Erwägung, weil ihnen niemand gesagt hat, was Hypnose alles wirklich kann. Wenn medizinisch alles abgeklärt ist und keine Fortschritte erzielt werden, dann empfehle ich auf jeden Fall, dass ein auf Schmerzen spezialisierter Hypnotiseur aufgesucht wird. Verweigern Sie sich einfach dem »Lernen Sie, damit zu leben« und geben Sie zumindest der Hypnose eine Chance, das Gegenteil zu beweisen. Bleiben Sie dran, geben Sie nicht vorschnell auf. Ab und zu kann es bei diesen Themen auch mal etwas länger dauern – Sie dürfen aber erwarten, dass Sie bereits nach der ersten Sitzung erste Erfolge verzeichnen können.

Religion und Hypnose

Die katholische Kirche, das Christentum allgemein, das Judentum und der Islam, der Buddhismus sowieso kennen keine Einschränkungen gegenüber der Hypnose oder der Hypnosetherapie. Trotzdem gibt es immer wieder Leute, die Behauptungen aufstellen, die dieser Information widersprechen.

Hypnose ist keine Religion und der Teufel, sollte man an ihn glauben, kann einem im Zustand der Hypnose auch nicht die Seele aus dem Körper saugen. Das ist zum Teil tiefstes und dunkles mittelalterliches Gerede, als die Kirche durch Angst und Schuld die Menschen regierte, als Aufklärung gefährlich war, ja sogar tödlich enden konnte.

Hypnose hat auch nichts mit Sekten zu tun. Ein natürlicher Zustand ist einfach nur das, was er ist – ein natürlicher Zustand. Viele Sekten, wie zum Beispiel die Scientologen, die Zeugen Jehovas, diverse Freikirchen und fundamentalistische Baptistensekten sowie die Kreationisten glauben, dass die Hypnose vom Teufel ist und lehnen diese entschieden und kategorisch ab. Sie wissen nicht einmal, dass auch sie täglich mehrfach hypnotische Zustände erleben und gewisse Kirchen, um vermeintliche Wunder zu vollbringen, sich sehr wohl der Gruppen- oder Einzelhypnose bedienen. Das dann beim Namen zu nennen, ist natürlich schlimmste Ketzerei und Gotteslästerung. Es wäre fast amüsant, wenn es nicht schlimmste Manipulation wäre. Angst und Schuld im Deckmantel der Fürsorge – Methoden wie im Mittelalter – einfach nur in unserer Zeit.

Ich erlebe es immer wieder, dass mir oder Schülern von mir Menschen Warnungen mit auf den Weg geben, dass das, was wir hier tun, gefährlich wäre und gegen Gottes Willen. Tja, wenn Menschen helfen gegen Gottes Willen ist, wer will sich schon so einem Gott unterwerfen? Das ist nicht mein Verständnis von Gott oder Religion. Jedem seine eigene Realität. Sollten Sie aber auf solche Leute treffen, dürfen Sie getrost alle Bedenken ignorieren und Ihres Weges gehen. Diese Leute leben in einer anderen Welt und dort, das ist ihr gutes Recht, dürfen sie auch bleiben.

50 Jahre Hypnotherapy

Ich wurde vor einiger Zeit von Col H. Larry Elman, dem Sohn von Dave Elman, gebeten, ein paar Worte zum 50-jährigen Jubiläum seit Ersterscheinung des Buches seines Vaters für eine nummerierte Jubiläumsausgabe beizusteuern. Das habe ich mit großer Freude gemacht und ich fühle mich mehr als geehrt, dass meine Worte der Familie Elman etwas bedeuten. Hier meine Gedanken zu Dave Elman, seinem Buch, seinem Vermächtnis:

Seit 50 Jahren ein Klassiker der Hypnose und Hypnotherapie

Wenn ich eine Person aus der Geschichte der Hypnose herausgreifen müsste, die den wohl größten Einfluss im Hinblick darauf hatte, wie wir heutzutage hypnotisieren, wie unsere Herangehensweise an die Therapie ist und wie sehr sich Effizienz und Effektivität verbessert haben, dann wäre dies Dave Elman.

Dave Elmans Beiträge zur Hypnose sind derart zahlreich, dass es schwierig ist, Schritt zu halten. Wohl am bekanntesten ist er für die Dave Elman Induktion (DEI), die über all den anderen großartigen Leistungen steht, die er vollbracht hat. Der Erfolg der DEI verleitet viele zu der Annahme, Elman wäre lediglich mit Induktion gleichzusetzen. Sie könnten sich nicht mehr irren!

Elman war der Erste, der ein Verfahren finden sollte, um eine Person absichtlich in den Esdaile-Zustand zu führen. Seine weitreichenden Arbeiten zur Schmerzthematik und wie man dieses Verfahren bei Klienten anwenden könnte, die unter Schmerz leiden, war genial. Er war der Erste, der leicht umsetzbare, vereinfachte Verfahren in die Hypnotherapie einbrachte. Zudem werden Hypnotiseure auf der ganzen Welt von seiner bewundernswerten Arbeitsphilosophie und seiner Einstellung inspiriert.

Seine größte Leistung im Hinblick auf den Nutzen für den Klienten war jedoch der Ansatz der »Rückführung zur Ursache«. Wie kein anderer fand er die wahren Gründe für ein Symptom, und jedes Symptom hat eine Ursache.

Dave Elman war ein Pionier, ein Wegbereiter, ein großartiger Lehrer und Therapeut. Sein Buch *Hypnotherapy* oder *Findings in Hypnosis*, wie es ursprünglich hieß, wurde vor 50 Jahren geschrieben. Im Jahr 1964 war es ein Buch, das Augen öffnete, und noch immer ist es das beste Buch, das heute auf dem Markt erhältlich ist – unübertroffen bis zum heutigen Tag. Ein Buch übersteht keine 50 Jahre, wenn sein Inhalt nicht von Wert ist. Hierbei handelt es sich jedoch um ein Buch, das auch heute noch die wertvollsten Lektionen und Einsichten in die Funktionsweise der Hypnose enthält. Dave Elman – ein wahres Genie und ein ehrenwerter Mann – der vielen Generationen künftiger Hypnotiseure als Vorbild dienen wird.

Hansruedi Wipf

Schlusswort

Es würde mich sehr freuen, wenn das Buch zumindest einige seiner Ziele erfüllt hat: Die Hypnose den Menschen auf eine einfach verständliche Art und Weise näherzubringen, greifbar zu machen, obwohl so flüchtig, Vorurteile und Ängste abzubauen und zu eliminieren, aufzuklären und die Neugierde zu wecken.

Denken Sie darüber nach, die Schublade zu öffnen und die Hypnose näher zu betrachten? Ihr eine Chance zu geben in Ihren Überlegungen, Gesundheit und Heilung zu finden? Die Hypnose eventuell sogar weiterzuempfehlen?

Das Hypnotisieren beizubringen, war nicht mein Ziel, ebenso wenig wie das Erklären der exakten Techniken, die in der Hypnose zur Problemlösung beitragen. Das zu lernen erfordert eine Ausbildung. Wenn ich es durch dieses Buch aber geschafft habe, Ihnen ein neues Bild von der Hypnose zu vermitteln und Sie soweit zu inspirieren, dass Sie sich ernsthaft überlegen, die Hypnose in Ihrer Therapieform in Erwägung zu ziehen oder vielleicht sogar eine Ausbildung zu besuchen, dann bin ich vollauf zufrieden.

Im Anhang finden Sie weitere Informationen.

Danke und Widmung

Ich darf heute mein früheres Steckenpferd als Beruf, ja vielleicht sogar als Berufung, leben und ausleben. Dass es überhaupt so weit gekommen ist, verdanke ich ganz vielen Menschen, die mich auf dem Weg hierher auf irgendeine Art und Weise begleitet, gecoacht, inspiriert, gefördert oder motiviert oder einfach auch mal den Spiegel vor Augen gehalten haben und gesagt »Wipf, übers Ziel hinausgeschossen«.

Es wäre sicher falsch, nicht bei meinen Eltern zu beginnen, denn durch und dank euch durfte ich Dinge erleben, die für viele nicht in drei Leben passen würden. Ihr gabt mir Struktur, Freiheit, Ausbildung, Grenzen und Verständnis, einen Sinn für Ehrlichkeit, Geradlinigkeit, Menschlichkeit und Großzügigkeit. Dank euch durfte ich ganz viele Abenteuer erleben, Kind und Jugendlicher sein, auf drei Kontinenten leben, studieren und arbeiten. Vielen, vielen Dank. Und danke auch, dass ihr mich heute so toll unterstützt in dem, was ich mache, und zu mir steht. Ihr wart es ja, die mich als kleinen Jungen zu einem Hypnotiseur brachtet – sein starrer Blick hat mich damals innerlich zum Lachen gebracht –, darum hat es ja vielleicht auch funktioniert.

Meu Amor, Sônia. Nem tenho palavras para expressar. Você me permite alcançar novos limites. Sei que nem sempre é fácil, mas voce é muito importante para mim, para sempre. Dedico este livro à você, porque você sempre me apoiou. É bom saber que você está ao meu lado. Amo.

Baba, Schwesterherz, du hast so viele Türen geöffnet und mich motiviert und unterstützt, weiterzumachen, zu wachsen, auszubauen, zu expandieren. Danke, dass du an mich glaubst. Schön, dass wir wieder mal in der Nähe wohnen. Love your crazy kids, and husband and dog too! YBB

Schweiz, Brasilien und USA – was wäre wohl aus mir geworden, wenn ich euch nicht hätte kennen und schätzen lernen dürfen. In der Schweiz aufzuwachsen ist kein selbstverständliches Privileg. In Brasilien die Jugend zu verbringen, ein Augenöffner und Traum zugleich. In den USA zu studieren, eine Lektion. All diese unterschiedlichen Mentalitäten in sich vereinen zu können, alle diese unterschiedlichsten Menschen kennengelernt zu haben und zu Freunden zu machen und bei allen ein Zuhause zu haben, ein Glücksfall.

Sigma Chi & Brothers: *I believe in fairness, decency and good manners. I will endeavor to retain the spirit of youth. I say these words in all sincerity; That Sigma Chi has given me favor and distinction; that the bond of our fellowship is reciprocal.* In hoc Signo Vinces Thank you guys.

Jerry Kein, your teachings and person inspired me. You showed me that hypnosis really does work and that it is easy. Carrying on your work is a great honor, but also a great responsibility that I gladly take on – because it is the right thing to do. Your legacy is in good hands and I promise to keep the Regress to Cause and Fix it approach more than just alive. The hypnosis community owes you a lot and you deserve nothing but respect. The OMNI name will continue to stand for great teaching, valuable content, highest quality and the never ending search to do it even better. I value our friendship greatly.

Danke an alle OMNIs, die ich ausbilden durfte oder die ich noch ausbilden darf. Ohne euch würde es ja gar nicht funktionieren. Ich durfte so viel von euch lernen – mehr, als ich euch je beibringen könnte. Ihr seid die Besten! Es ist eine große Freude, euch zu inspirieren und euch mit dem Hypno-Virus anzustecken. Eure Erfolge sind meine Motivation und denkt daran: Ihr seid die besten Botschafter für eine aufgeklärte, sachliche Hypnose!

Danke Sandra Blabl für die wertvolle Durchsicht der Rohfassung dieses Buches und das konstruktive Feedback. Ich weiß das sehr zu schätzen und deine Mitarbeit bei uns trägt auf unschätzbare Art und Weise dazu bei, die Hypnose aktiv zu fördern. Dein Beitrag zur Förderung der Hypnose ist beispielhaft. Danke.

Danke Adi und Patrick für eure ehrliche, konstruktive Kritik, aber auch eure Unterstützung, damit ich so ein Projekt überhaupt durchziehen konnte. Toll, solche Freunde und kompetente Partner in der Welt der Hypnose an seiner Seite zu wissen.

Danke meiner Verlegerin Sabine Giger, die an mich (und auch an die Hypnose und deren wahres Potenzial) glaubt und die mich motiviert hat, dieses Buch zu schreiben und mir nun hilft, die Hypnose ins richtige Licht zu rücken und so richtig salonfähig und anerkannt zu machen.

Danke an alle, die bisher mich oder meine Kollegen unterstützten, Hilfestellung leisteten, die mich motivierten und anspornten, die mich aber auch mal kritisierten, Teil der Arbeit waren oder mir den Rücken freihielten. Wenn ich weiter auf euch zählen dürfte, wäre dies das Größte.

Über den Autor

Seit über 30 Jahren beschäftige ich mich nun mit der Hypnose und der Hypnosetherapie. Ausgebildet wurde ich in den USA durch Jerry Kein, einem der renommiertesten Hypnotiseure weltweit überhaupt, dessen Nachfolge ich nun im August 2012 antreten durfte.

Ich bin Jahrgang 1965, bin verheiratet und wohnhaft in der Nähe von Zürich. Ich habe einen BA von der Emory University (Atlanta, USA) in Political Science (1985–1989). Zu meinen Hobbies zählen unter anderem Handball, Tennis, Freunde, Motorsport und das Reisen. Meine Leidenschaft sind jedoch die Hypnose und das Weitervermitteln meines Wissens.

Aufgewachsen bin ich in der Schweiz, bis wir 1982 mit der ganzen Familie für ein größeres Schweizer Unternehmen nach Brasilien zogen, wo ich an der American Highschool in São Paulo ins amerikanische Schulsystem eingeführt wurde.

1985 ging ich in die USA und machte dort meinen Abschluss in Politwissenschaften. Unter anderem hatte ich das Glück und das Privileg, den ehemaligen US-Präsidenten Jimmy Carter als einen meiner Lehrer zu haben. Nach der Uni verbrachte ich zwei Jahre im Schweizer Militär und wurde Offizier.

Meine berufliche Laufbahn startete 1992 bei Mercedes-Benz am Hauptsitz in Stuttgart, wo ich im Einkauf eine spannende, lehrreiche, internationale Karriere starten durfte, die mich ab 1994 als Expatriate wieder zurück nach Brasilien, die USA und neu nun auch in die Türkei brachte. Innerhalb von zwölf Jahren zog ich siebenmal interkontinental um, was in mir das Bedürfnis weckte, Wurzeln zu schlagen. 2003 kam ich zurück in die Schweiz, wo ich in die lokale Automobilindustrie und in die Finanzbranche einstieg. 2010 machte ich dann mein Hobby zum Beruf.

Als Junge, aufgewachsen in der Schweiz, zeigte ich relativ früh ein großes Interesse und ja, vielleicht auch ein wenig Talent, an Themen wie Hypnose. Meine erste Begegnung mit der Hypnose war mit acht Jahren bei einem Hypnotiseur und dann erst wieder im ersten Jahr meines Studiums an der Emory University in Atlanta, als ich nicht schlecht über eine Bühnenshow staunte.

Zur Hypnose kam ich jedoch via Zauberei – wie so viele andere übrigens auch – und das ließ mich über etliche Jahre nicht mehr los. Alles, was ich kannte, waren die langsamen, progressiven Methoden – welche Zeitverschwendung –, bis ich 1997 erstmals auf Jerry Keins Methoden stieß und mich 2006 durch ihn zum Hypnosetherapeuten ausbilden ließ. Dann fing eine ganz wilde Reise an – eine der anderen Art! Ich ging in die Ausbildung mit der Idee, ein verantwortungsvoller Showhypnotiseur zu werden. Als die sieben Tage Ausbildung vorbei waren, hatte ich mich zum Hypnosetherapeuten gewandelt. Alles dank Jerry Kein.

Heute bin ich der CEO der HYPNOSE.NET GmbH und des Hypnosecenters in Effretikon, wo wir mit sieben Kollegen und Kolleginnen Menschen mit Hypnose unterstützen, ihre Probleme und Herausforderungen besser zu meistern. Zudem bin ich Herausgeber des *HypnoMag*, einem zweisprachigen, internationalen Magazin rund um das Thema Hypnose, und Co-Organisator des Hypnosekongresses Zürich.

Seit 2007 leite ich das OMNI Hypnosis Training Center Switzerland, wo ich mich auf die Ausbildung von angehenden Hypnosetherapeuten konzentriere und der Förderung und Erforschung der Hypnose widme. Seit August 2012 zeichne ich verantwortlich für alle OMNI Hypnose Training Center weltweit und bilde auch die neuesten Generationen an Ausbildern aus. Wir haben bereits mehr als 20 Standorte weltweit.

Zu meinen Klienten zählen Menschen aus allen Regionen, Richtungen und Berufsgattungen, mit den verschiedensten Hintergründen und Herausforderungen.

Ich halte Präsentationen, Referate, Workshops und Ausbildungen in Europa, USA und Brasilien oder wo immer meine Hypnose- und Sprachkenntnisse mich hinbringen.

Werdegang und Meilensteine

1978 Erste Kontakte zur Hypnose, Interesse und Faszination beginnt

1987 Zum ersten Mal eine andere Person (erfolgreich) hypnotisiert

1990–1992 Zürich – Schweiz – Militär: während der Militärzeit viele Hypno-Sessions mit Kollegen; erste Rückführungen

1997 Erste Video-Schulungen von Jerry Kein erlangt

2006 Formelle Ausbildung durch Jerry Kein zum Hypnosetherapeuten in den USA

2007 Ausbildung zum OMNI Hypnose- und Hypnosetherapieausbildner – erstes internationales Center überhaupt
SF1-TV-Sendung *Einstein* mit Mario Torriani zum Thema Hypnose

2007 Buch zur Bühnenhypnose in deutscher Sprache veröffentlicht (erstes und einziges in deutscher Sprache überhaupt!)

2008 Erste Schüler ausgebildet zu Hypnosetherapeuten nach OMNI und mit NGH Diplom
Betreuung erster Spitzensportler mit Hypnose – mentale Stärke, Training und bei Verletzungen/Rekonvaleszenz

2010 **Die Berufung zum Beruf gemacht.** 100-%ige Widmung der Hypnose-, Hypnosetherapie und deren Ausbildung
Erste Ausbildungen in Österreich und Deutschland werden angeboten
Schweizer Handball Cupsieg als Mentaltrainer mit Pfadi Winterthur Handball

2011 Über 190 begeisterte Kursteilnehmer; erste Ausbildungen in München und Berlin
Zertifizierung zum NGH »Board Certified Hypnotist« in den USA
Eröffnung Hypnosecenter Effretikon mit drei Behandlungsräumen, Gründung NGH Chapter Großraum Zürich

2012 Dave Elman Seminar mit Larry Elman, Sohn des legendären Dave Elman. Erstes Seminar im deutschsprachigen Raum überhaupt, inkl. Simultanübersetzung und Videoproduktion
Nachfolge Jerry Kein – weltweite Verantwortung für alle OMNI Ausbildungen und Train the Trainer-Seminare.
Designated Director Training and Certification OMNI USA. Eröffnung HypnoShop.NET
Gastdozent Danube Private University für 3 × 40 angehende Zahnarztstudenten, in Zusammenarbeit mit Prof. Dr. med. dent. Ilan Golan

2013 1. Internationaler Hypnosekongress Zürich durchgeführt.
1. Ausgabe HypnoMag – Internationales Hypnosemagazin

2014 Erweiterung und Ausbau Hypnosecenter Effretikon auf fünf Behandlungsräume und Seminarraum mit Platz für 50 Teilnehmer
Lancierung OMNI-Finder – eine Plattform um kompetente Hypnotiseure zu finden
Erscheinen des ersten Buchs *Hypnose – Gesundheit und Heilung auf natürlichem Weg*

2015 Übernahme OMNI Hypnosis Training Center von Gerald F. Kein in die Hypnose.NET GmbH
ISO-9001-Zertifizierung im März 2015

2016 Hypnosekongresse in London, Berlin durchgeführt
891 OMNIs weltweit in einem Jahr ausgebildet
Gründung der Perform Punkt AG – Konzentration und Fokus auf Hypnose in Business und Sport. Funktion als Aufsichtsratsvorsitzender, Berater und Mentor.

2017 1000. OMNI-Schüler durch mich persönlich ausgebildet
Erscheinen des zweiten Buchs zum Thema Hypnose: *Selbsthypnose*

Anhang

Die HYPNOSE.NET GmbH: Produkte und Marken

Die HYPNOSE.NET GmbH bietet ein breites Angebot an Aus- und Weiterbildungen rund um das Thema Hypnose an. Neben den OMNI Hypnose- und Hypnosetherapie-Ausbildungen bieten wir HypnoDent®, HypnoSlim®, HypnoKids®, HypnoSport®, Notfallhypnose und viele weitere Spezialisierungen an. Wir sind zudem Herausgeber des internationalen Hypnosemagazins »HypnoMag« sowie Organisatoren des Hypnosekongresses Zürich. Wir leben Hypnose. Jeden Tag!

Wir bringen auch jedes Jahr renommierte Fachexperten der Hypnose in die Schweiz und nach Deutschland. Der Austausch ist sehr wertvoll.

Internetpräsenz und Kontakte

www.hypnose.net Das Hypnose-Portal

www.omnifinder.net Finden Sie Ihren OMNI Hypnosetherapeuten

Kontakt

Hypnosecenter Effretikon, Poststrasse 2,
CH-8307 Effretikon/Schweiz
www.hypnosecenter.net

HYPNOSE.NET GmbH
Weiherweg 8
CH-8604 Volketswil/Schweiz
www.hypnose.net

Hypnose, Hypnotisierbarkeit und Umfrage
Um mehr über das vorhandene Wissen und die Haltung zur Hypnose der Leser dieses Buches zu erfahren, haben wir ein spannendes Quiz, einen aufschlussreichen Selbsttest zur eigenen Hypnotisierbarkeit und eine kurze Umfrage erstellt.

www.hypnoquest.net Umfrage zur Hypnose nach dem Lesen dieses Buches

www.hypnoquiz.net Testen Sie Ihr Wissen zur Hypnose.

www.hypnotest.net Wie einfach gehen Sie in Hypnose?

Weiterführende Literaturempfehlungen

Banyan, Calvin and Kein, Gerald F.: *Hypnosis and Hypnotherapy. Basic To Advance Techniques and Procedures for the Professional.* Abbot Publishing House, Inc. St. Paul, Minnesota, 2001.
Boyne, Gil: *Transforming Therapy. A New Approach to Hypnotherapy.* Westwood Publishing Company, 1989.
Dispenza, Joe: *Evolve your Brain. Verändern Sie Ihr Bewusstsein.* Video D & E. Horizon Film, 2004.
Elman, Dave: *Hypnotherapy.* Westwood Publishing Company, 1984.

Elman, Larry und Wipf, Hansruedi: *Dave Elman Centennial Celebration.* 4-DVD-Set D/E. www.hypnose.net

Frances, Allen: *Normal. Gegen die Inflation psychiatrischer Diagnosen.* Dumont, 2014.

Hüther, Gerald: *Bedienungsanleitung für ein menschliches Gehirn.* Vandenhoeck & Ruprecht, [11]2013.

— *Bedienungsanleitung für ein menschliches Gehirn – Die Macht der inneren Bilder – Biologie der Angst.* E-Book, Vandenhoeck & Ruprecht, 2013.

— *Biologie der Angst. Wie aus Stress Gefühle werden.* Vandenhoeck & Ruprecht, [12]2014.

— *Die Macht der inneren Bilder. Wie Visionen das Gehirn, den Menschen und die Welt verändern.* Vandenhoeck & Ruprecht, [8]2014.

Lipton, Bruce: *Intelligente Zellen. Der Geist ist stärker als die Zellen.* Video. Koha, 2008.

Newton, Michael und Jansen, Manfred: *Leben zwischen den Leben: Die Hypnotherapie zur spirituellen Rückführung.* Edition Astroterra, 2005.

Parkhill, Stephen C.: *Answer Cancer. Miraculous Healings Explained.*

Weiss, Brian: *Die zahlreichen Leben der Seele. Die Chronik einer Reinkarnationstherapie.* PeP-e-Books, 2009.

What the Bleep do we (k)now. Ich weiß, dass ich nichts weiß. Video D & E. Horizon Film, 2004.

Register